Thieme

Männliche Sexualität und Alter

Herausgegeben von
Moritz Braun
Theodor Klotz
Udo Engelmann

Mit Beiträgen von
Moritz Braun
Erland Erdmann
Michael Faust
Martin Hellmich
Theodor Klotz
Niklas Kreutzer
Werner Lehmacher
Hartmut Porst
Bruno Reifenrath
Stephan Rosenkranz
Frank Sommer
Jürgen Zumbè

1. Auflage

58 Abbildungen
19 Tabellen

2004
Georg Thieme Verlag KG
Stuttgart · New York

Bibliografische Information der Deutschen Bibliothek
Die Deutsche Bibliothek verzeichnet diese Publikation in der Deutschen Nationalbibliografie; detaillierte bibliografische Daten sind im Internet über http://dnb.ddb.de abrufbar.

Rüdigerstraße 14
70469 Stuttgart
Unsere Homepage: http://www.thieme.de

Printed in Germany

Umschlaggestaltung: Thieme Verlagsgruppe
Umschlaggrafik: Martina Berge, Erbach;
verwendetes Foto von PhotoDisc; Inc.
Satz: Johann Högl, Dettingen/Erms
Druck + Buchbinder: Westermann Druck, Zwickau

ISBN: 3-13-133411-8

1 2 3 4 5 6

Wichtiger Hinweis: Wie jede Wissenschaft ist die Medizin ständigen Entwicklungen unterworfen. Forschung und klinische Erfahrungen erweitern unsere Erkenntnisse, insbesondere was Behandlung und medikamentöse Therapie anbelangt. Soweit in diesem Buch eine Dosierung oder eine Applikation erwähnt wird, darf der Leser zwar darauf vertrauen, dass Autoren, Herausgeber und Verlag große Sorgfalt darauf verwandt haben, dass diese **Angabe dem Wissensstand bei Fertigstellung des Buches** entspricht. Für die Angaben über Dosierungsanweisungen und Applikationsformen kann vom Verlag jedoch keine Gewähr übernommen werden. **Jeder Benutzer ist angehalten**, durch sorgfältige Prüfung der Beipackzettel der verwendeten Präparate und gegebenenfalls nach Konsultation eines Spezialisten festzustellen, ob die dort gegebene Empfehlung für Dosierungen oder die Beachtung von Kontraindikationen gegenüber der Angabe in diesem Buch abweicht. Eine solche Prüfung ist besonders wichtig bei selten verwendeten Präparaten oder solchen, die neu auf den Markt gebracht worden sind. **Jede Dosierung oder Applikation erfolgt auf eigene Gefahr des Benutzers.** Autoren und Verlag appellieren an jeden Benutzer, ihm etwa auffallende Ungenauigkeiten dem Verlag mitzuteilen.

Geschützte Warennamen (Warenzeichen) werden nicht besonders kenntlich gemacht. Aus dem Fehlen eines solchen Hinweises kann also nicht geschlossen werden, dass es sich um einen freien Warennamen handelt.

Alphabetisches Autorenverzeichnis

Herr
Dr. med. Moritz Braun
Klinik und Poliklinik für Urologie
Klinikum der Universität zu Köln
Joseph-Stelzmann-Str. 9
D-50924 Köln

Herr
Prof. Dr. med. Udo Engelmann
Klinik und Poliklinik für Urologie
Klinikum der Universität zu Köln
Joseph-Stelzmann-Str. 9
D-50924 Köln

Herr
Prof. Dr. med. Erland Erdmann
Klinik III für Innere Medizin
Universität zu Köln
Joseph-Stelzmann-Str. 9
D-50931 Köln (Lindenthal)

Herr
Dipl.-Math. Dr. rer. medic. Martin Hellmich
Institut für medizinische Statistik, Informatik und Epidemiologie
Klinikum der Universität zu Köln
Joseph-Stelzmann-Str. 9
D-50924 Köln

Herr
PD Dr. med. Theodor Klotz, MPH
Klinik für Urologie und Kinderurologie
Klinikum Weiden
Söllnerstr. 16
D-92637 Weiden

Herr
Dr. med. Niklas Kreutzer
Urologische Klinik
Klinikum Dortmund gGmbH
Münsterstr. 240
D-44145 Dortmund

Herr
Prof. Dr. Walter Lehmacher
Institut für medizinische Statistik, Informatik und Epidemiologie
Klinikum der Universität zu Köln
Joseph-Stelzmann-Str. 9
D-50924 Köln

Herr
Prof. Dr. med. Hartmut Porst
Neuer Jungfernstieg 6a
D-20354 Hamburg

Herr
Bruno Reifenrath
Klinik und Poliklinik für Urologie
Klinikum der Universität zu Köln
Joseph-Stelzmann-Str. 9
D-50924 Köln

Herr
Dr. med. Stephan Rosenkranz
Klinik III für Innere Medizin
Universität zu Köln
Joseph-Stelzmann-Str. 9
D-50931 Köln (Lindenthal)

Herr
PD Dr. med. Frank Sommer
Klinik und Poliklinik für Urologie
Klinikum der Universität zu Köln
Joseph-Stelzmann-Str. 9
D-50924 Köln

Herr
PD Dr. med. Jürgen Zumbè
Klinik für Urologie
Klinikum Leverkusen
Dhünnberg 60
D-51375 Leverkusen

Inhaltsverzeichnis

Vorwort

„Ohne Impotenz ins nächste Millennium" so titulierte die Münchner Medizinische Wochenschrift in ihrer Extraausgabe zum Jahrtausendwechsel. Ganz so weit ist es zwar noch nicht, aber immerhin hat die Forschung auf dem Gebiet der erektilen Dysfunktion in den letzten 10 Jahren rasante Fortschritte gemacht. Das ist auch nötig, da es um die häufigste männliche Sexualstörung handelt, die immer beide Partner betrifft.

Einem Großteil der betroffenen Männer kann durch differenzierte Untersuchungs- und Behandlungsmethoden geholfen werden. Gleichzeitig setzt sich die Erkenntnis durch, dass Gesundheit und sexuelles Glück eng miteinander verknüpft sind. Ebenfalls erfolgt durch die Behandlung von Sexualstörungen quasi im Nebenschluss häufig die Einbeziehung von präventiven Aspekten, deren langfristige Relevanz für den einzelnen Patienten über die Sexualstörung weit hinausgeht.

Allerdings gibt es auch problematische Seiten der Thematik, sodass es uns wichtig erscheint, auf einen verantwortungsvollen Umgang z.B. mit den neuen Therapien hinzuweisen. Die isolierte Behandlung einer Erektionsstörung führt nach Meinung der Autoren und Herausgeber nicht zum Ziel einer besseren Lebensqualität oder männlichen Gesundheit. Denn Sexualstörungen sind fast immer nur ein Symptom von Grunderkrankungen wie z.B. Diabetes, Bluthochdruck oder psychischen Problemen. Einer differenzierten, aufeinander aufbauenden Diagnostik steht oft der Patientenwunsch nach einer nebenwirkungsarmen Soforttherapie entgegen. Dies halten wir angesichts der komplexen Ursachen und Behandlungsmöglichkeiten für fragwürdig, zudem reduziert es den betroffenen Patienten auf eine Organfunktion.

Anhand der Erkenntnisse eines Fächers von verschiedenen Untersuchungen werden verschiedene Aspekte der Erkrankung „Erektionsstörung" dargestellt. So soll dieses Buch als solide Informationsbasis dienen, um eine moderne Abklärung bzw. Therapie und einen verantwortlichen Umgang mit männlichen Sexualstörungen gewährleisten zu können.

Die Herausgeber

1 Epidemiologie der erektilen Dysfunktion

M. Braun

1.1 Einleitung

Die männliche Sexualität kann verschiedene Störungen aufweisen; doch die populärste ist wohl die erektile Dysfunktion. Sie ist definiert als Unfähigkeit, einen befriedigenden Geschlechtsverkehr wegen mangelnder Gliedsteife durchführen zu können [15]. Damit ist die erektile Dysfunktion ein spezifisch männliches Krankheitssymptom und ein Problem von enormer sozialer, psychosozialer und auch medizinischer Bedeutung.

Diagnostik und Therapie von männlichen Erektionsstörungen haben in den letzten Jahren dramatische Fortschritte gemacht, so dass sich hier für den Urologen ganz neue Betätigungsfelder aufgetan haben. Interessanterweise hinkt die Epidemiologie diesen Erkenntnissen hinterher: bislang ist eine exakte Abschätzung der Anzahl der Betroffenen kaum möglich. Um so erstaunlicher mutet es an, dass lange Zeit der bereits im Jahre 1948 publizierte „Kinsey-Report" die einzig zuverlässige Datenquelle darstellte [9]. Bei dieser Untersuchung stieg die Prävalenz der erektilen Dysfunktion von unter 1% bei den unter 30-jährigen auf über 75% bei den 80-jährigen Männern an.

1.2 Aktuelle Datenlage

Wie stark die Prävalenzdaten variieren, wird anhand des Vergleichs von Studiendaten aus unterschiedlichen Kulturkreisen deutlich. In skandinavischen Ländern wurden viele Studien mit einem differenten Design durchgeführt. So berichtet Diemont bei einer Befragung von 331 Männern im Alter von 20 bis 65 Jahren über eine Impotenzrate von 2,7% [4]. Zu ähnlichen Ergebnissen kommen Lendorf u. Mitarb., die über eine Impotenzrate von 4% bei 272 Männern mit einer Altersverteilung von 30 bis 79 Jahren berichten [11]. Die Impotenzrate der Männer ab dem 60. Lebensjahr unterscheidet sich allerdings von den von Kinsey erhobenen Daten mit 10–11% vs. 25–75% deutlich. Ventegodt fand bei 5,4% von insgesamt 741 dänischen Männern im Alter zwischen 18 und 88 Jahren eine deutlich eingeschränkte Erektionsfähigkeit [17]. Solstad und Hertoft konnten diese Daten bestätigen, weil in ihrer Umfrage bei einer kleinen, aber regional repräsentativen Gruppe von Männern um die 50 Jahre, ebenfalls eine Rate von 5% von Männern mit einer ausgeprägten Einschränkung der sexuellen Funktion gefunden wurde. Darüber hinaus berichteten 15% über milde, weniger ausgeprägte Potenzprobleme. In einer nationalen, finnischen Interviewer-geführten Studie berichteten 6% der Männer (18–74 Jahre) über häufige und 49% der insgesamt 996 befragten Männer über gelegentliche sexuelle Probleme. Erstaunlicherweise lagen die Prävalenzzahlen etwas höher, wenn die Partnerinnen der Männer befragt wurden [10]. Relativ ähnliche Daten fanden sich in einer weiteren schwedischen Studie. Die Anzahl der insgesamt 1475 Männer mit einer kompletten Impotenz lag hier mit 0,5% relativ niedrig. Aber 5% gaben an häufig, weitere 9% gelegentlich, 21% selten und 66% niemals an Erektionsproblemen zu leiden. Die gleichzeitig befragten Frauen gaben mit Impotenzraten von 7% erneut höhere Prävalenzzahlen an [6,7]. Malmsten et al. befragten 10 000 Männer älter als 45 Jahre, und fanden durchschnittliche Impotenzraten von 8% mit einem linearen Anstieg von 2% (45 Jahre) bis 18% (80 Jahre). Hier gaben immerhin 17% der Männer mit 80 Jahren an, weiterhin sexuell aktiv zu sein [12]. In Holland zeigten zwei regionale Studien ebenfalls Impotenzraten, welche einen kontinuierlichen Anstieg von 3% in den jüngeren (40–45 Jahre) bis ca. 60% bei den älteren (78–79 Jahre) Altersgruppen aufwiesen. Im Gegensatz zu der altersstratifiziert steigenden Anzahl von Erektionsstörungen beschrieben die jüngeren Männer dieses Problem als wesentlich störender (bis 100%), während sich nur noch 15–21% Männer im Alter von 78–79 Jahren von der eingeschränkten Erektionsfähigkeit in ihrem Allgemeinbefinden beeinträchtigt sahen [2,14]. Morales et al. befragten 1857 Männer und fanden je nach Inventar leicht unterschiedliche Angaben hinsichtlich der Sexualstörungen. Während bei einer einzelnen Frage die Prävalenz von ausgeprägten Erektionsstörungen bei 2% lag, zeigte sich bei der Verwendung des „International Index of Erectile Funktion“ (IIEF) eine ausgeprägte Impotenzrate von nur 0,5% [13,16]. Die von Feldmann u. Mitarb. publizierte „Massachusetts Male Aging Study“ zeigte eine Gesamtprävalenz der kompletten Impotenz von 20%; ein großer Anteil von Männern litt jedoch an gering- bis mäßiggradig ausgeprägten Sexualstörungen. Zusätzlich arbeitete man die Abhängigkeit von Begleiterkrankungen und entsprechender Medikation heraus. So konnte gezeigt werden, dass Patienten mit Herzerkrankungen, Diabetes mellitus oder Hypertonie häufiger an den Symptomen einer erektilen Dysfunktion leiden als diejenigen aus der Gesamtstichprobe. Entsprechend zeigte sich eine überdurchschnittliche Häufigkeit bei Männern, die mit Vasodilatatoren, Kardiaka, antihyperglykämischen Substanzen sowie Antihypertensiva behandelt wurden [5]. Diese Daten werden durch eine Erhebung in Frankreich gestützt, welche ebenfalls über eine Gesamtprävalenzrate von 20% bei 1403 Männern im Alter von 18 – 69 Jahren berichtet [1]. Ein Kritikpunkt, der jedoch allen oben aufgeführten Studien angelastet werden muss, sind die entweder viel zu kleinen oder nicht altersbezogenen Kollektive. So berichtet die älteste Studie, der Kinsey-Report, zwar über die meisten Befragungen, nämlich 12214, in Wahrheit stehen jedoch nur die Daten von 126 Männern, die älter als 60 Jahre sind, zur Verfügung.

1.3 Schlussfolgerung

Die Literaturübersicht zeigt, dass in Mitteleuropa und insbesondere Deutschland mit 80 Mio. Einwohnern die Prävalenz der erektilen Dysfunktion und anderer männlicher Sexualstörungen nahezu unbekannt ist. Legt man die Daten der „Massachusetts Male Aging Study“ zugrunde, so müsste man mit ca. 6 – 8 Mio. Männern (ca. 20% der männlichen Bevölkerung) rechnen, die an einer Störung der Erektionsfähigkeit erkrankt sind.

Das Fazit ist, dass die Prävalenzdaten innerhalb eines Kulturkreises zeitlichen Schwankungen unterliegen und auch nicht auf einen anderen Kulturkreis übertragbar sind. Weitere wichtige Einflussgrößen der Daten sind die Art der Befragung, das verwendete Beurteilungsinventar und natürlich die Selektion der Interviewten.

Literatur

1. Béjin A, De Colomby P, Spira A et al. Epidemiology of male sexual disorders. 93 rd Annual Meeting AUA 1998; Abstract No 529
2. Blanker MH, Bosch JL, Groeneveld FP et al. Erectile and ejaculatory dysfunction in a community-based sample of men 50 to 78 years old: prevalence, concern, and relation to sexual activity. Urology 2001; 57: 763 – 768
3. Braun M, Klotz T, Klingebiel J et al. Benigne Prostatahyperplasie und erektile Dysfunktion – Wer ist der primär behandelnde Arzt? Urologe B 1999; 39: 372 – 376
4. Diemont WL, Vruggink PA, Doesvurg W et al. Prevalence of sexual dysfunction in the Dutch population. 22 nd Meeting of the international academy of sex research, Rotterdam 1996
5. Feldmann HA, Goldstein I, Hatzichristou DG et al. Impotence and its medical and psychosocial correlates: results of the Massachusetts Male Aging Study. J Urol 1994; 151: 54 – 61
6. Fugl-Meyer AR, Fugl-Meyer K. Sexual disabilities, problems and satisfaction in 18 – 74 year old Swedes. Scandinavian Journal of Sexology 1999; 2: 79 – 105.
7. Fugl-Meyer KS. Sex in Sweden: on the Swedish sexual life. Stockholm: The National Institute of Public Health 1998; 218 – 234
8. Goldstein I, Lue TF, Padma-Nathan H et al. Oral Sildenafil in the treatment of erectile dysfunction. N Engl J Med 1998; 338: 1397 – 1404
9. Kinsey AC. Alter und sexuelle Triebbefriedigung. Kinsey AC ed. Kinsey Report, das sexuelle Verhalten des Mannes. S. Fischer Verlag; 1964: 200 – 236
10. Kontula O, Haavio-Mannila E. Sexual pleasures. Enhancement of sex life in Finland, 1971 – 1992. Aldershot: Dartmouth Publishing Company, 1995
11. Lendorf A, Junker L, Rosenkilde P. Frequency of erectile dysfunction in a Danish subpopulation. Nord Sexol 1994; 12: 118 – 124

12. Malmsten UG, Milsom I, Molander U et al. Urinary incontinence and lower urinary tract symptoms: an epidemiological study of men aged 45 to 99 years. J of Urol 1997; 158: 1733 – 1737
13. Martin-Morales A, Sanchez-Cruz JJ, Saenz de Tejada I et al. Prevalence and independent risk factors for erectile dysfunction in Spain: results of the Epidemiologia de la Disfuncion Erectil Masculina Study. J of Urol 2001; 166: 569 – 575
14. Meuleman EJ, Donkers LH, Robertson C et al. Erectile dysfunction: prevalence and effect on the quality of life; Boxmeer study. Ned Tt Gen 2001; 145: 576 – 581
15. NIH Consensus Development Panel of Impotence JAM 1993; 270: 83 – 90
16. Rosen RC, Riley A, Wagner G et al. The international index of erectile function (IIEF): a multidimensional scale for assessment of erectile dysfunction. Urol 1997; 49: 822 – 830
17. Ventegodt S. Sex and the quality of life in Denmark. Arch Sex Beh 1998; 27: 295 – 307

2 Die medizinische Versorgung des „Aging Male“

M. Braun

2.1 Männererkrankungen

Für die Diagnostik und Therapie der benignen Prostatahyperplasie ist der Urologe als fachärztlicher Ansprechpartner akzeptiert. Das unterstreicht auch die spezielle apparative Ausstattung urologischer Praxen mit Uroflowmetrie, sonographischer Restharn- und Prostatavolumenbestimmung und bildgebender Diagnostik des oberen und unteren Harntraktes [14]. Bis vor wenigen Jahren waren noch Phytotherapeutika die einzige Behandlungsalternative zur Operation. Mit der Einführung von Finasterid änderte sich das. Denn es kam eine chemisch definierte Substanz zum Einsatz, die aufgrund der Absenkung des PSA-Spiegels und der damit verbundenen Schwierigkeiten beim Prostatakarzinom-Screening zunächst nur von Urologen verordnet werden durfte [8]. Dem Finasterid folgte, nachdem die Existenz und Funktion von α-Rezeptoren im Bereich des Blasenhalses und der Prostata seit den 80er-Jahren bekannt war, die Einführung der uroselektiven α-Rezeptorenblocker [10]. Diese boten den Ärzten nun viele neue und individuelle Therapieoptionen. Diese machen aber auch eine sehr differenzierte Diagnostik erforderlich.

Auf dem Gebiet der Erektion hatten anatomische und physiologische Untersuchungen, sowie die Entwicklung von intrakavernös applizierbaren Substanzen zur Induktion einer Erektion, zur Abkehr von der Sicht der rein psychogen induzierten erektilen Dysfunktion geführt. Damit erschloss sich für den Urologen ein neues Betätigungsfeld. Durch die positive Korrelation des Alters mit der Prävalenz der erektilen Dysfunktion und die drastische Veränderung der Alterspyramide der deutschen Bevölkerung (und auch der übrigen westlichen Industrienationen) gewinnt die Erkrankung zunehmend an Bedeutung. Weil es keine zuverlässigen Daten über die Prävalenz von männlichen Erektionsstörungen gibt [5,9,11], ist es Ziel der in diesem Kapitel beschriebenen Untersuchung, Aussagen über die Häufigkeit der wöchentlichen Konsultationen von Männern mit den typischen männlichen „Altersbeschwerden“ zu erhalten. Anhand dieser Daten könnte man dann den tatsächlichen medizinischen Aufwand, den man für diese Erkrankungsbilder einkalkulieren sollte, ermitteln.

2.1.1 Die Umfrage

Es wurden insgesamt 751 niedergelassenen Mediziner der Fachrichtungen Allgemeinmedizin, Innere Medizin und Urologie in Köln und dem Erftkreis mittels eines standardisierten Fragebogens angeschrieben. Erfragt wurde die Häufigkeit wöchentlicher Konsultation von Patienten mit den Symptomen einer erektilen Dysfunktion oder einem „Lower urinary tract symptoms“ (LUTS) auf dem Boden einer benignen Prostatahyperplasie, und nach dem gemeinsamen Auftreten beider Erkrankungen. Außerdem wurde mithilfe einer Rangliste die von Arzt und Patient bevorzugte Therapie der erektilen Dysfunktion ausfindig gemacht.

Damit Unterschiede zwischen der Stadt- bzw. Landbevölkerung sichtbar wurden, wählte man neben dem Stadtgebiet Köln den Erftkreis als Referenzgebiet aus. Die Ärzte wurden insgesamt dreimal angeschrieben, wobei die Aussendungen von der Ärztekammer Nordrhein vorgenommen wurden. Doppelauswertungen vermied man. Die beiden ersten Aussendungen wurden vor der Zulassung von Sildenafil in den USA vorgenommen; die dritte und letzte Aussendung erfolgte danach. Die Häufigkeit der fachspezifischen Überweisungen zu den urologischen Kolleginnen und Kollegen ermittelte man durch eine telefonische Befragung.

Der zugehörige Fragebogen bestand aus drei Teilen: Dem Anschreiben, Fragenkomplex „Patientenhäufigkeit“ pro Woche und den Therapiewünschen von Patienten und Ärzten. Auf der letzten Seite konnte man vermerken, welche besonderen Interesse die Kollegen an den Informationen hatten.

2.1.2 Ergebnisse der Umfrage

Insgesamt hatten nach der dritten Aussendung 450 der 751 Ärzte (60%) geantwortet, 369 Praxen aus dem Stadtgebiet Köln und 81 Praxen aus dem Erftkreis. Die folgenden Daten beziehen sich für das Stadtgebiet Köln auf 589 Praxen (49 Urologen, 540 Allgemeinmediziner/Internisten) und insgesamt ca. 490000 Männer bzw. 265000 Männer, die älter als 35 Jahre sind[1]. Die Daten für den Erftkreis beziehen sich auf 162 Praxen (13 Urologen, 149 Allgemeinmediziner/Internisten) sowie auf insgesamt ca. 220000 bzw. 145000 Männer, die älter als 30 Jahre sind[2].

2.2 Benigne Prostatahyperplasie

Epidemiologische Daten zur benignen Prostatahyperplasie (BPH) entstammen oft unterschiedlichen Informationsquellen und sind daher schlecht vergleichbar. So werden beispielsweise häufig Autopsie-Serien ausgewertet, wobei allein die Biopsie ein Selektionskriterium und damit einen potenziell systematischen Fehler darstellt [4]. Trotzdem sind Sektionsstatistiken zur Erhebung epidemiologischer Daten geeignet, wobei eine Aussage über die Gesamtpopulation problematisch bleibt [1]. Eine weitere Art von Studien wertet Daten, die im Rahmen von Behandlungsmaßnahmen erhoben werden, aus. Hier liegt der systematische Fehler auf der Hand, denn schon die Konsultation eines Mediziners bzw. die Vorstellung zur instrumentellen Behandlung stellt das Selektionskriterium dar. Deshalb sind solche Studien lediglich für die Abschätzung z.B. der Ausgaben, welche im Rahmen der BPH-Therapie entstehen, von Nutzen. Auch unsere Umfrage schätzt die Häufigkeit von Konsultationen ein, ohne den Anspruch einer epidemiologischen Studie erheben zu können.

Die Ergebnisse der Autopsie-Studien, auch wenn man ihre eingeschränkte Verlässlichkeit berücksichtigt, stellen fest, dass morphologische Veränderungen im Sinne einer BPH alterskorreliert und konstant in den unterschiedlichen Kulturen bei insgesamt 40–50% der Männer über 30 Jahren nachweisbar sind [3]. Die Dissoziation von Prostatagröße und Symptomatik kann anhand der Tatsache, dass nur ca. 50% der Männer therapiebedürftig sind, abgeleitet werden. Die Untersuchung der „Veterans Normative Aging Study“ zeigte, dass sich wahrscheinlich 29% der über 40-jährigen Männer bis zum Erreichen des 80. Lebensjahres einer Operation unterziehen müssen, während dies 1940 nur 10% der Männer in derselben Altersgruppe waren [12]. Die Konsultation eines Arztes aufgrund von Miktionsbeschwerden scheint einer breiten soziokulturellen Schwankung zu unterliegen. Mozes et al. fanden, dass insgesamt nur 60% derjenigen Männer, die an schweren bzw. 55% der Männer, die an mittelschweren Miktionsbeschwerden litten, aufgrund dieser Problematik einen Arzt aufsuchten. Insgesamt wurde nur ca. ein Drittel dieser Patienten zum Urologen überwiesen [13]. In zwei anderen Studien in Schottland und Dänemark ließen sich nur ca. 10% der betroffenen Männer behandeln [7,15].

In unserer Studie fanden wir heraus, dass sich insgesamt ca. 10000 Patienten pro Woche behandeln lassen (Tab. 2.**1**), wenn man eine durchschnittliche Anzahl von 16,4 Patientenkontakten für Patienten mit den Symptomen einer BPH bei 589 Praxen in Köln voraussetzt. Das entspricht 2% der gesamten männlichen Bevölkerung von Köln. Wenn die Patienten im Durchschnitt 2,5-mal pro Quartal ihren behandelnden Arzt konsultieren, werden ca. 50000 Männer, das entspricht ca. 10% aller bzw. 20% der Männer älter als 30 Jahre, in Köln wegen Miktionsbeschwerden aufgrund einer BPH behandelt. Für den Erftkreis lassen sich pro Woche lediglich 1,3 bzw. 6,2% pro Quartal der gesamten männlichen Bevölkerung behandeln. Im Vergleich der Facharztgruppen zeigte sich ein deutlicherer Unterschied (Tab. 2.**2**). Bei durchschnittlich 57,5 Patientenkontakten stellt die Behandlung der symptomatischen benignen Prostatahyperplasie eine ca. 30%ige Arbeitsbelastung für den Urologen dar. Trotzdem wird insgesamt ein Drittel der Patienten von anderen Facharztgruppen behandelt.

---

1 Angaben: Einwohnermeldeamt der Stadt Köln
2 Angaben: Einwohnermeldeamt Erftkreis

Tab. 2.**1** Gesamtauswertung: Stadt-Land-Vergleich

	Köln (369 Praxen)		Erftkreis (81 Praxen)	
	Pat. gesamt	Ø Pat. Anzahl pro Praxis/Wo.	Pat. gesamt	Ø Pat. Anzahl pro Praxis/Wo.
BPH	6243	16,4	1480	18,3
ED	2185	5,9	506	6,2
BPH + ED	1783	4,8	374	4,6

Tab. 2.**2** Gesamtauswertung: Vergleich der medizinischen Fachrichtungen

	Urologie (53 Praxen)		Allgemein-, Innere Medizin (397 Praxen)	
	Pat. gesamt	Ø Pat. Anzahl pro Praxis/Wo.	Pat. gesamt	Ø Pat. Anzahl pro Praxis/Wo.
BPH	3047	57,5	4804	12,1
ED	806	15,2	1945	4,9
BPH + ED	678	12,8	1509	3,8

CAVE: Aufgrund der diagnostischen Möglichkeiten einer urologischen Praxis und der Ausweitung der Therapiemöglichkeiten, ist der Urologe zweifellos der primäre Therapeut von Patienten mit einer symptomatischen BPH. Das belegen unsere Daten hinreichend. Dass auch das subjektive Empfinden von Miktionsbeschwerden starken Schwankungen, vor allem auch regionaler Art unterliegt, zeigen unsere Daten ebenfalls. Im Stadtbereich gehen ca. 10% der Männer – auf dem Land nur 6%! – wegen Miktionsbeschwerden auf dem Boden einer BPH zum Arzt.

2.3 Erektile Dysfunktion

Durch die Einführung von intrakavernös applizierbaren vasoaktiven Substanzen gelangte man zu der Erkenntnis, dass die Mehrzahl von Erektionsstörungen organischer Genese ist [16]. Trotzdem stellten sich die betroffenen Männer nur selten mit diesen Beschwerden bei ihren Hausärzten oder Urologen vor. Diese Situation veränderte ihre Dynamik, als 1998 Sildenafil für die Therapie männlicher Sexualstörungen zugelassen wurde. In Ermangelung einer einheitlichen Datenlage wurde die „Massachusetts Male Aging Study“ als Referenzstudie herangezogen [5,9,11,15]. Hier schätzt man aber die Prävalenz von Erektionsstörungen mit mehr als 50% als sehr hoch ein. Eine Unterscheidung zwischen Betroffenen und Männern, bei denen aufgrund eines entsprechenden Leidensdruckes auch eine Therapienotwendigkeit besteht, wird hier nicht vorgenommen. Demgegenüber zeigen unsere Daten ein anderes Bild. Insgesamt wurden wöchentlich durchschnittlich 5,9 (Stadt-) bzw. 6,2 (Land-) Patienten pro Praxis mit den Symptomen einer erektilen Dysfunktion behandelt. Nach den oben genannten Kriterien kann man, bezogen auf das Stadtgebiet Köln, berechnen, dass insgesamt 1% und bezogen auf das Alter von über 35 Jahren, 1,7% der Männer sich mit diesen Beschwerden bei den niedergelassenen Kollegen vorstellen. Der Vergleich mit der Landbevölkerung zeigt hier einen deutlichen Unterschied. Im Erftkreis werden insgesamt 0,3%

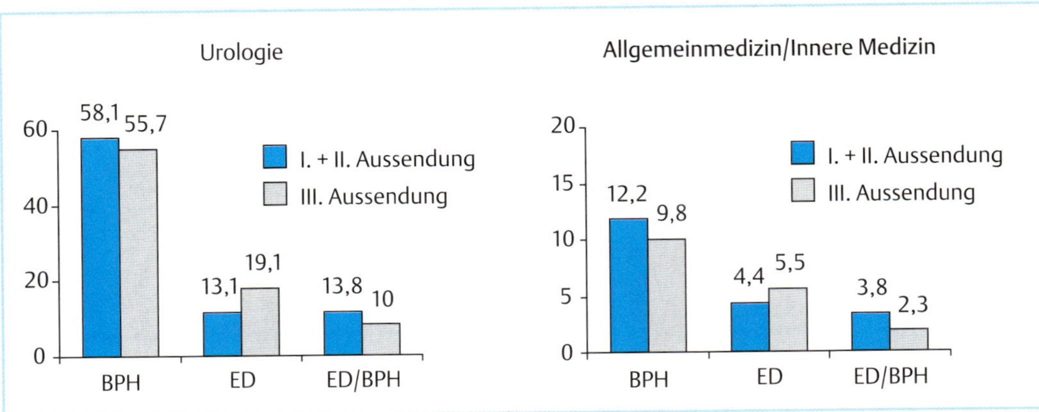

Abb. 2.**1** Die wöchentlichen Konsultationen im Facharztvergleich.

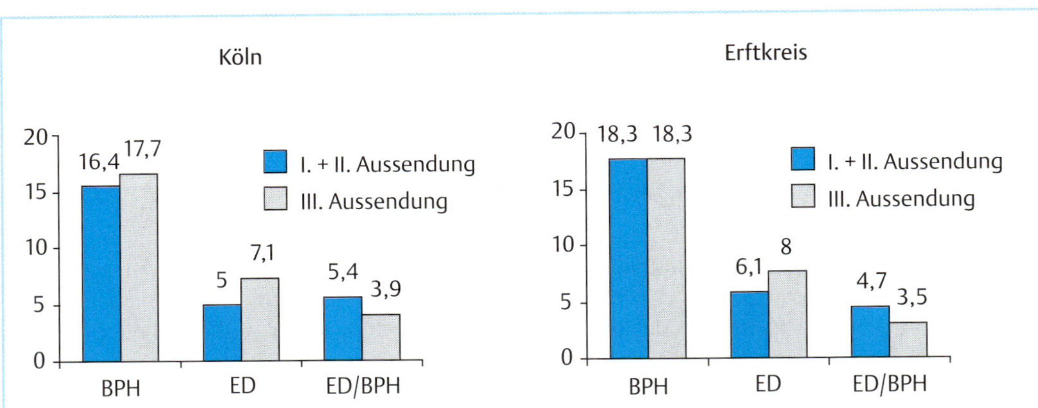

Abb. 2.**2** Die wöchentlichen Konsultationen der Stadt- und Landbevölkerung.

und wiederum bezogen auf die Altersgruppe über 30 Jahre, 0,6% der Männer aufgrund von Erektionsproblemen behandelt. Nach Zulassung von Sildenafil in den USA kam es zu einer Zunahme der Patientenkontakte um 45,8% (Urologen) bzw. 25,7% (Allgemeinmediziner/Internisten). Diesen Effekt konnte man auch, allerdings weniger stark ausgeprägt, im Stadt-Land-Vergleich beobachten (Abb. 2.**1** und 2.**2**).

CAVE: Unserer Umfrage zufolge befindet sich nur ein geringer Anteil der erkrankten Männer in medizinischer Behandlung. Dass das tatsächlich nur ein Bruchteil der erkrankten Männer ist, lässt sich anhand des beobachteten „Viagra®-Effektes“ ablesen: Die Anzahl der Männer, die sich mit den Symptomen einer erektilen Dysfunktion in ärztliche Betreuung begaben, nahm um 45,9% bei den Urologen und 25,7% bei den anderen Fachrichtungen zu.

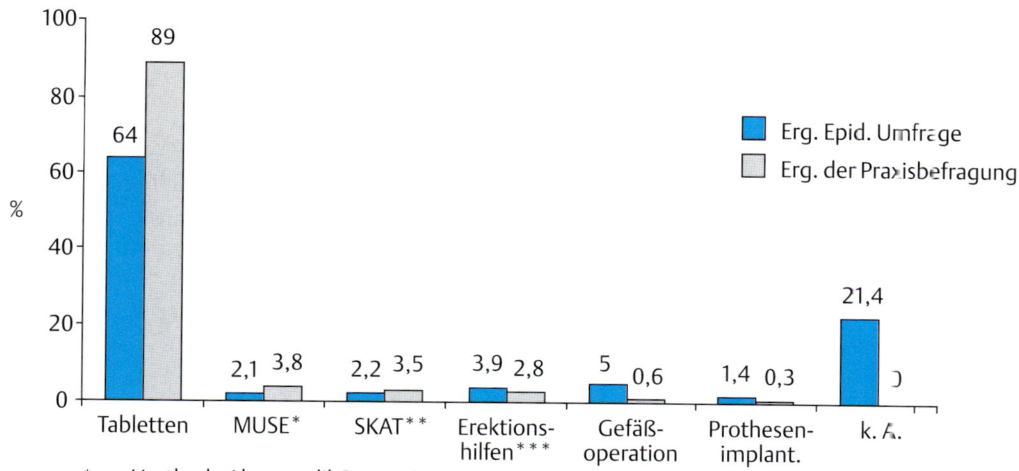

* Urethrale Alprostadil-Suppositorien
** „Schwellkörperautoinjektion“
*** Vakuumpumpe, Penisringe etc.

Abb. 2.**3** Übereinstimmung des ärztlichen Therapiewunsches vs. der des Patienten (geschätzt).

2.4 Benigne Prostatahyperplasie und erektile Dysfunktion

Bei der Häufigkeit von Kontakten mit Patienten, die sich mit den Symptomen einer benignen Prostatahyperplasie und erektilen Dysfunktion bei den niedergelassenen Kolleginnen und Kollegen vorstellten, fiel Folgendes auf: Während die Häufigkeit der Konsultationen im Lauf der ersten und zweiten Aussendung konstant und etwa auf dem Niveau der Patienten mit erektiler Dysfunktion lag, kam es nach Zulassung von Sildenafil zu einer Abnahme dieser Patientengruppe, während die Kontakte bezüglich der erektilen Dysfunktion zunahmen. Interessanterweise nahm diese Gruppe von Patienten bei der Gruppe der Allgemeinmediziner und Internisten mit 39,5% (vs. 27,6% bei den Urologen) am deutlichsten ab. Im Stadt- bzw. Landvergleich konnte dazu kein signifikanter Unterschied (–27,7% Stadt vs. –25,5% Land) verzeichnet werden (Abb. 2.**1** und 2.**2**).

CAVE: Die deutliche Abnahme der Anzahl von Männern, die sich nach der Einführung von Sildenafil in den USA mit den Symptomen einer benignen Prostatahyperplasie und einer erektilen Dysfunktion vorstellten, lässt darauf schließen, dass es eine Komorbidität zwischen beiden Erkrankungen gibt. Deshalb erfährt das Krankheitsbild „Erektionsstörung“ auch eine ganz neue Bewertung. Eventuell rekrutiert sich hier ein Teil derjenigen Patienten, die bei der Zunahme der urologischen Fälle mit erektiler Dysfunktion vermerkt werden konnten.

2.5 Verschreibungsverhalten

Mithilfe einer Rangliste bewertete man auch das Verschreibungsverhalten. Dabei wurde der Wunsch des behandelnden Arztes sowie derjenige erfragt, den man vom Patienten vermutete. Dabei ließ sich kein wichtiger Unterschied zwischen den Wünschen der Ärzte und denen der Patienten feststellen. Man kann aber sagen, dass beide Gruppen primär eine medikamentöse Therapie bevorzugen und die Implantation der Penisprothese als Ultima Ratio angesehen wird (Abb. 2.**3**).

Tab. 2.**3** Sinnvolle diagnostische Maßnahmen im Vergleich der jeweiligen Facharztgruppen

	Allgemeinmediziner/ Internisten	Urologen (zusätzliche Untersuchung)
BPH	Anamnese, rektale Untersuchung, PSA-Bestimmung, ggf. Restharnbestimmung	Uroflowmetrie, Sonographie des Harntraktes, Volumetrie der Prostata, ggf. Prostatastanzbiopsie, Infusionsurogramm, Urethrogramm
ED	Anamnese, Hormonbestimmung, „PDE-5-Inhibitoren-Test“ *	SKIT-Testung, Duplexsonographie, ggf. Kavernosometrie, -graphie

* Nach Ausschluss eines Prolaktinoms oder eines echten Androgenmangelsyndroms Verabreichung einer Testdosis eines PDE-5-Inhibitors.

2.6 Stadt und Land – unterschiedliches Patientenverhalten?

Wenn man die Krankheitsbilder genauer betrachtet, fallen hinsichtlich der Konsultationsfrequenz deutliche Unterschiede im Stadt- und Landvergleich auf. So kann man feststellen, dass es primär keinen wesentlichen Unterschied in der Anzahl der Patientenkontakte der Praxis pro Woche gibt. Demnach werden hier aber wesentlich weniger Patienten behandelt. Zum einen ist das als eine bessere Gesundheit der Landbevölkerung, zum anderen aber auch als medizinische Minderversorgung zu interpretieren, die durch eine Abwanderung der Patienten in die nahe gelegenen urbanen Gebiete (Köln/Bonn) mit einer besseren medizinischen Flächendeckung kompensiert wird. Dazu gibt unsere Befragung keinen Aufschluss. Als letzte Erklärungsmöglichkeit kann man vielleicht eine andere Einstellung zur Sexualität in der Landbevölkerung annehmen, wobei diese aber kaum abschließend bewertet werden kann.

CAVE: Ob tatsächlich Unterschiede hinsichtlich des Krankheitsverhaltens in den verschiedenen Regionen bestehen, konnte unsere Studie nicht klären. Diesbezüglich können nur epidemiologische Studien Klarheit bringen.

2.7 Welcher Arzt soll den „alternden Mann“ behandeln?

An welche(n) fachärztliche(n) Kollegin oder Kollegen wenden sich denn nun die Betroffenen zuerst? Es hat sich gezeigt, dass Allgemeinmediziner einen Großteil der Männer hinsichtlich ihrer Miktions- und Erektionsbeschwerden behandeln. Das kommt bei der erektilen Dysfunktion ausgeprägter vor als bei der benignen Prostatahyperplasie, weil diese klassischerweise durch den Urologen besetzt ist. Bei der erektilen Dysfunktion gilt es zunächst für den Patienten, eine Hemmschwelle zu überwinden. Das fällt bei einem vertrauten Arzt meist leichter. Außerdem ist klar, wenn man das Risikoprofil für die Entwicklung einer erektilen Dysfunktion betrachtet (s. Kap. 7 – 9), warum ein interdisziplinäres Vorgehen sinnvoll scheint. Trotzdem zeigt sich in dem deutlichen Anstieg der Konsultationen bei der Facharztgruppe der Urologen, dass diese hinsichtlich der organisch bedingten erektilen Dysfunktion als kompetent akzeptiert werden. Demnach teilen sich also die verschiedenen Facharztgruppen diese Patientenpopulation und bilden Synergien bei der Diagnostik und Therapie von den typischen Symptomen des „alternden Mannes“ (Tab. 2.**3**).

Literatur

1. Bach D, Brühl P. Epidemiologie, Ätiologie, Pathogenese und Symptomatik der benignen Prostatahyperplasie. Sökeland J eds. Benigne Prostata-Hyperplasie. Georg Thieme Verlag Stuttgart, New York; 1995: 2.1 – 2.9
2. Béjin A, De Colomby P, Spira A, Jardin A, Bicétre F. Epidemiology of male sexual disorders. J Urol 1998; 159(Suppl): 140 (Abstract 529)
3. Berry SJ, Coffey DS, Walsh PC, Ewing LL. The development of human benign prostatic hyperplasia with age. J Urol 1984 132: 474 – 479
4. Boyle P, McGinn R, Maisonneuve P, La Vecchia C. Epidemiology of benign prostatic hyperplasia: a present knowledge and studies needed. Eur Urol 1991; 20: 1048 – 1055
5. Feldmann HA, Goldstein I, Hatzichristou DG, Krane RJ, McKinlay JB. Impotence and its medical and psychosocial correlates: results of the Massachusetts Male Aging Study. J Urol 1994; 151: 54 – 61
6. Goldstein I, Lue TF, Padma-Nathan H, Rosen RC, Steers WD, Wicker PA. Oral Sildenafil in the treatment of erectile dysfunction. N Engl J Med 1998; 338: 1397 – 1404
7. Grarraway WM, McKelvie GB, Russell W, Hehir M, Lee RJ, Rogers ACN, Collins GN, Simpson RJ. Impact of previously unrecognized benign prostatic hyperplasia on the daily activities of middle-aged and elderly men. Br J Gen Pract 1993; 43: 318 – 321
8. Guess HA, Heyse JF, Gormely GJ. The effect of Finasterid on prostatic-specific antigen in men with benign prostatic hyperplasia. Prostate 1993; 22: 31 – 37
9. Kinsey AC. Alter und sexuelle Triebbefriedigung. Kinsey AC ed. Kinsey Report, das sexuelle Verhalten des Mannes. S. Fischer Verlag Berlin, Frankfurt a. M; 1964: 200 – 236
10. Kirby RS. Clinical uroselectivity of Alfuzosin in the treatment of benign prostatic hyperplasia. Eur Urol 1998; 33 (Suppl): 19 – 27
11. Lendorf A, Junker L, Rosenkilde P. Frequency of erectile dysfunction in a Danish subpopulation. Nord Sexol 1994; 12: 118 – 124
12. Lytton B, Emery JM, Harvard BM. The incidence of benign prostatic obstruction. J Urol 1968; 99: 639 – 645
13. Mozes B, Shmueli A. Underutilization of health service among patients with urinary symptoms: Results of a population-based survey in Israel. Prostate 1997; 33: 246 – 251
14. Rhoerborn CG, Kurth KH, Leriche A, McClennan BL, Rübben H, Di Silvero F, Torp-Perdersen ST, Watanabe H. Diagnostic Recommendation for clinical practice. In Proceedings 2 The 2nd international consultation on BPH Cockett ATK, Khoury S, Aso Y, Chatlain C, Denis L, Griffiths K, Murphy G eds. Scientific Communication International, Jersey; 1993: 271 – 342
15. Sommer P, Nielsen KK, Bauer T, Kristensen ES, Herman GG, Steven K, Nordling J. Vioding patterns in men evaluated by a questionnaire survey. Br J Urol 1990; 65: 155 – 160
16. Virag R. Intracavernous injection of Papaverin for erectile failure. Lancet. 1982; 2: 938 (Letters to the editor)

3 Der „Viagra®-Effekt“

M. Braun

3.1 Massenmedien und Werbung

Der Einfluss von Massenmedien ist bekannt und wird von Konsumgüterproduzenten zur Beeinflussung des Kaufverhaltens der Menschen gezielt eingesetzt [10]. Auch im medizinischen Bereich werden Massenmedien mit den unterschiedlichsten Absichten benutzt. So werden sie im Bereich der Präventivmedizin zur Aufklärung und damit zur Änderung der persönlichen Haltung zu Vorsorgemaßnahmen eingesetzt [2]. Ein weiteres Feld stellt die Therapie von Befindlichkeitsstörungen über die Verbreitung von entsprechenden Maßnahmen wie z.B. Entspannungsübungen dar [4]. Durch wissenschaftliche Publikationen in Kombination mit populistischen Veröffentlichungen kann die Aufmerksamkeit von Medizinern und vor allem von Laien auf bestimmte Krankheiten bzw. auf die infrage kommenden Behandlungsmaßnahmen gelenkt werden. Specher prägte für solche, wenn es sich um Medikamente handelt, das Wort „Modedrogen“ wobei es sich hier häufig um „OTC-Drugs“ („Over the counter-drugs“) handelt [11]. Ein Merkmal der Werbung für diese Medikamente ist, dass die mögliche Auswirkung der Substanz in den Vordergrund gestellt wird, während man der Indikation eine geringere Bedeutung beimisst [12]. Der Umsatz, der sich mit dieser Medikamentengruppe erzielen lässt, belief sich 1989 in den USA auf 11 Milliarden Dollar, bei geschätzten Werbungskosten von ca. 1,15 Milliarden Dollar mit steigender Tendenz [1]. Die Auswirkungen, welche eine entsprechende Promotion für den Absatz solcher Medikamente hat, können in den Geschäftsberichten der einzelnen Firmen nachgelesen werden. Bislang ist es aber nie gelungen, die Auswirkung der Berichterstattung in der Laienpresse hinsichtlich einer Substanz, welche zu diesem Zeitpunkt nur in den USA erhältlich war, anhand von Patientenkontakten bei niedergelassenen Kolleginnen und Kollegen zu dokumentieren. So hatten wir das Glück, dass bei der schon im vorigen Kapitel dargestellten Untersuchung zwischen der zweiten und dritten Aussendung Sildenafil (Viagra®) von der FDA (Food and Drug Administration) in den USA zugelassen wurde.

3.2 „Der Viagra©-Effekt“

Auf unsere Befragung hin hatten wir nach der dritten Aussendung 440 auswertbare Antworten, 359 aus dem Stadtgebiet Köln, 81 aus dem Erftkreis (Tab. 3.1), erhalten. Bei der Menge von Patientenkontakten pro Woche pro Praxis gab es keinen signifikanten Unterschied zwischen der

Tab. 3.**1** Anzahl der Praxen und Antworten pro Aussendung

	gesamt	Urologen	Allgemeinmedizin/ Internisten
Anzahl der Praxen	751	67	684
Anzahl der Praxen (Köln)	589	49	540
Anzahl der Praxen (Erftkreis)	162	13	149
Gesamtrücklauf	450	53	397
Rücklauf Aussendung I und II*	296	34	262
Rücklauf Aussendung III**	154	19	135

* vor FDA-Zulassung von Viagra®

** nach FDA-Zulassung von Viagra®

Stadt- und Landbevölkerung. Bezieht man allerdings die Anzahl von Patientenkontakten auf die Einwohner, so musste man feststellen, dass sich im Erftkreis ca. ein Drittel weniger Männer mit diesen Problemen beim Arzt vorstellt. Nach Zulassung von Sildenafil kam es zu einer Zunahme der Patientenkontakte um 42% in Köln und 31% im Erftkreis (Abb. 3.**1**; Tab. 3.**2**). Der Vergleich der Facharztgruppen zeigte eine Zunahme der Konsultationen beim Urologen um 45,8 bzw. 25,7% (Abb. 3.**2**). Die Ergebnisse waren mit p = 0,009 statistisch signifikant.

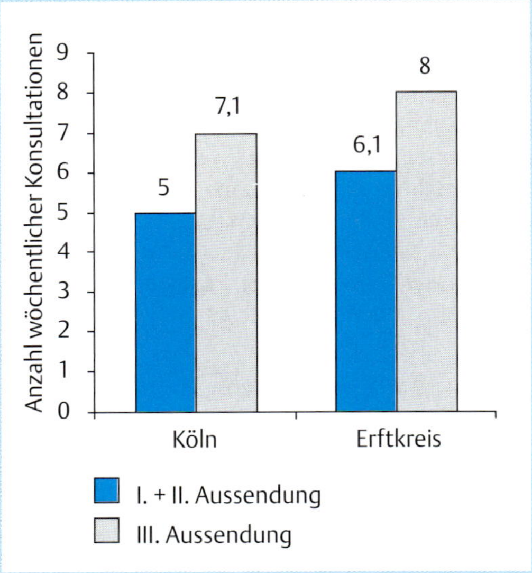

Abb. 3.**1** Veränderungen der wöchentlichen Konsultationen vor (I. und II. Aussendung) und nach (III. Aussendung) der Einführung von Viagra® im Stadt- bzw. Landvergleich.

3.3 Massenmedien und Medizin

Massenmedien werden zur Übermittlung von Therapiemaßnahmen eingesetzt; beispielsweise für Bewegungsübungen (z. B. „Telegym" ARD). De Bruijn u. Mitarb. konnten während einer kontrollierten Anwendungsbeobachtung durch ein multimodales Konzept (Begleitbuch, Kassetten, Fernsehen und Radioübertragungen) eine Reduktion um 50% der meisten kopfschmerzbedingten Beschwerden bei den Probanden erzielen. Dies entsprach dem Ergebnis der Kontrollgruppe, die ihre Beschwerden konventionell mit den üblichen Medikamenten behandelt hat [4]. Ein weiteres Einsatzgebiet für Kommunikationsmedien ist die Präventivmedizin. Erwähnenswert ist hier die Anti-HIV-Kampagne. In anderen Bereichen wie z. B. in der Aufklärung über den Nutzen einer regelmäßigen Mammographie stellen die modernen Kommunikationsmittel ein wichtiges Medium dar [9]. Wie Mayer et al. berichten, führt eine enge Kooperation zwischen Versicherungsgesellschaften und lokalen Medien zu einem deutlichen Ansteigen der Mammographieraten im Rahmen der Vorsorgeuntersuchungen [8]. Wichtige Voraussetzung für eine erfolgreiche Aufklärungskampagne ist eine strategische Platzierung der Information. Obwohl bei entsprechender kontinuierlicher Pointierung der Thematik eine Änderung der allgemeinen Ansichten und sogar der Kultur erzielt werden kann, ist der Anteil der Massenmedien an diesem Langzeiteffekt nicht direkt messbar. Dies liegt laut Damrosch an der Art, wie die Information aufbereitet und an den Adressaten weitergereicht wird [3]. Im Fall der Einführung von Sildenafil wurde die Information hauptsächlich über das Fernsehen,

Tab. 3.**2** Veränderungen der wöchentlichen Konsultationen zwischen den einzelnen Aussendungen (Aussendung I und II vs. III)

	Urologen	andere	Köln	Erftkreis
I. und II. Aussendung	13,1	4,4	5	6,1
III. Aussendung	19,1	5,5	7,1	8
prozentualer Anstieg	+45,8%	+25,7%	+42,0%	+31,1%
p-Value (t-Test)	0,001*	0,009*	0,001*	0,007*

* statistisch signifikant ($p \leq 0,05$)

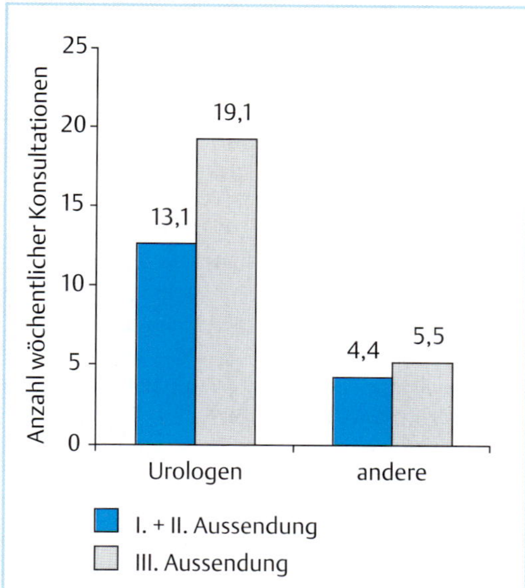

Abb. 3.**2** Veränderungen der wöchentlichen Konsultationen vor (I. und II. Aussendung) und nach (III. Aussendung) der Einführung von Viagra® im Facharztvergleich.

Rundfunk und die Berichterstattung in den Boulevard-Blättern verteilt. Einen nicht schätzbaren Einfluss hatte das Internet, wobei hier neben der Fülle von Informationen auch die Möglichkeit der Bestellung der in Deutschland noch nicht zugelassenen Substanz gegeben war. So ist in dem von uns beobachteten Patientengut durch die Verbreitung von Informationen über die Massenmedien eine Änderung des Verhaltens registrierbar. Dieser signifikante Effekt muss aber auch vor dem Hintergrund der Entwicklung der letzten Jahrzehnte auf dem Gebiet der Diagnostik und Therapie der erektilen Dysfunktion gesehen werden. So führte die Entwicklung von intrakavernös applizierbaren Substanzen für die Induktion einer Erektion weg von dem Postulat der meist psychogen bedingten Genese hin zur Sicht der organisch bedingten Erektionsstörung [13,14]. Diese invasive Therapieform wurde allerdings von nur wenigen Männern bzw. Paaren akzeptiert. Auch die anderen Hilfsmittel, wie die Vakuumpumpe oder intraurethral applizierbare Substanzen wurden nicht auf breiter Basis angenommen. Daher fristeten Diagnostik und Therapie von Erektionsstörungen ein medizinisches Nischendasein, bis sich das mit der Einführung von Sildenafil schlagartig änderte. Die Entwicklung einer nichtinvasiven Behandlungsmethode entsprach dem Wunsch von Patient und Arzt (s. Kap. 3 und 6).

Ein weiteres Moment dürfte die dramatische demografische Veränderung in Deutschland (und auch in den übrigen westlichen Industrienationen) sein. Auch bei insgesamt spärlicher Datenlage ist die Alterskorrelation der erektilen Dysfunktion in mehreren Untersuchungen nachgewiesen worden [5–7]. Immer mehr rücken die ältere Generation und ihre Bedürfnisse in den Fokus der medizinischen und sozioökonomischen Forschung. So kommen nun die Männer in das entsprechende Alter, die früher das Selbstbild des dynamisch erfolgreichen Mannes verinnerlicht haben. Der Verlust der „Manneskraft“ nagt besonders an dem Selbstwertgefühl der Betroffenen. Vergessen darf man dabei nicht, dass bei einer solchen Störung immer mindestens zwei Personen betroffen sind. So hat der Verlust der Erektionsfähigkeit auch erhebliche Auswirkungen auf die Partnerschaft. Das gilt, auch wenn entsprechende epidemiologische Daten bisher fehlen, und Behandlungsmethoden für weibliche Sexualstörungen noch nicht existieren

CAVE: Der Einfluss von Massenmedien ist mächtig. Erstmals ist es gelungen, diesen anhand von Patientenzahlen zu belegen. Der starke Anstieg von Patientenkontakten innerhalb einer kurzen Zeitspanne lässt den Schluss auf eine hohe Dunkelziffer von Männern mit Sexualstörungen zu, die sich bislang noch keiner Therapie unterzogen haben.

Literatur

1. Anitra B, Fannin R, Salmans S et al. Over-the-counter drugs. Marketing and Media Decisions 1990; 25: 48
2. Collins C, Davis LS, Rentz K et al. Influence of advertisement on women's attitudes toward mammography screening. Issue Ment Health Nurs. 1997; 18: 603–721
3. Damrosch S. General strategies for motivating people to change their behavior. Nurs Clin North Am 1991; 26: 833–843

4. de Bruijn-Kofman AT, van de Weil H, Groenman NH et al. Effects of a mass media behavior treatment for chronic headache: a pilot study. Headache 1997; 37: 415 – 420
5. Feldmann HA, Goldstein I, Hatzichristou DG et al. Impotence and its medical and psychosocial correlates: results of the Massachusetts Male Aging Study. J Urol 1994; 151: 54 – 61
6. Kinsey AC. Alter und sexuelle Triebbefriedigung. Das sexuelle Verhalten des Mannes. Kinsey AC ed, S. Fischer Verlag Berlin und Frankfurt; 1964; 200 – 236
7. Lendorf A, Junker L, Rosenkilde P. Frequency of erectile dysfunction in a Danish subpopulation. Nord Sexol 1994, 12: 118 – 124
8. Mayer JA, Kossmann M, Miller LC et al. Evaluation of a media-based mammography program. Am J Prev Med 1992; 8: 23 – 29
9. Rimer BK. Understanding the acceptance of mammography by women. Ann Behav Med 1992; 14: 197 – 203
10. Sitthi-armon C, Ngamvithayapongse J. The role of media and communication in improving the use of drugs and other technologies. Int J Technol Assess Health Care 1998; 14: 71 – 80
11. Specher E. Modedrogen. Zschr Phytother 1990; 11: 103 – 112
12. Tsao JC. Informational and symbolic content of over-the-counter drug advertising on television. J Drug Educ 1997; 27: 173 – 197
13. Virag R: Intracavernous injection of Papaverin for erectile failure. Lancet 1982; 2: 928
14. Wagner G, Green R. Impotence. Plenum New York (1981)

4 „KEED“ – ein Selbstbeurteilungsinventar

M. Braun

4.1 Erforschung männlicher Sexualstörungen

Durch die Veränderung der Altersstruktur der Bevölkerung in den westlichen Industrienationen gewinnen alterskorrelierte Erkrankungen wie z.B. Störungen der Sexualfunktion zunehmend an Bedeutung. Das Bewusstsein wurde 1998 mit der Einführung eines gut verträglichen, einfach anwendbaren und vor allem wirksamen Medikamentes zur Therapie von Erektionsstörungen, verstärkt. Daraus erwuchsen jedoch zwei Probleme: Zum einen lagen keine epidemiologischen Daten über männliche Sexualstörungen für Deutschland vor. Es gibt zwar objektive Labortests und instrumentelle Untersuchungen, die Ausprägung und der damit verbundene Leidensdruck der Patienten sind aber am besten durch Eigenbeobachtungen zu beschreiben [1,6]. Ein wichtiges Instrument für eine solche Erhebung stellt ein z.B. postalisch zustellbarer Fragebogen dar, der eine Unterscheidung von betroffenen und nichtbetroffenen Männern ermöglicht. Hierbei musste vor allem die komplexe Genese der Erkrankung berücksichtigt werden. So sind in der Evaluation der Erkrankung und des Behandlungserfolgs multidimensionale Testverfahren unidimensionalen überlegen [20]. Neben der Erhebung der das Sexualleben betreffenden Themenkomplexe wie Libido, Erektion und Zufriedenheit sollten das soziale Umfeld, Begleiterkrankungen, deren Medikation und vorangegangene Operationen erfasst werden. In den letzten drei Jahrzehnten wurden vor allem in den USA unterschiedliche Score-Systeme angewandt, um eine Differenzierung zwischen psychogenen oder organisch bedingten Störungen der erektilen Funktion zu ermöglichen. Ein häufig angewandter Test war der „Minnesota-Multiphasic Personality Inventory“ (MMPI) Test. Hierbei handelt es sich um einen ursprünglich 566 Items umfassenden Richtig-Falsch-Test, der einen Vergleich der gegebenen Antworten eines Individuums mit den Antworten einer Gruppe von Patienten mit einem definierten Leiden ermöglicht [8]. Im Jahre 1965 wurden von Finney et al. 27 Items des MMPI, die sich auf die sexuelle Funktion beziehen, für 385 Patienten ausgewählt [10,11]. Dieser Score wurde erst 1995 von Craig et al., an insgesamt 295 Probanden, auf seine Reliabilität überprüft [7]. Es zeigte sich zwar ein erhöhter Score bei Männern mit erektiler Dysfunktion, aber eine Differenzierung zwischen psychogenen oder organisch bedingter Impotenz gelang nicht. Demgegenüber haben Beutler u. Mitarb. 1975 die MMPI-Scores von 32 impotenten Patienten, welche sich zuvor NPT-Messungen (Nocturnal Penile Tumescense-Messung) unterzogen hatten, untersucht [3]. Hier wurden zwei Patientengruppen mit und ohne erhaltene Erektionen identifiziert und die MMPI-Scores der Patienten mit Extrembefunden (6/4 Patienten) als Referenzscore zur Bestimmung der organisch oder psychogen bedingten erektilen Dysfunktion herangezogen. Dieser wurde prospektiv an einer unbestimmten Anzahl von Patienten angewandt [2]. Die Literaturübersicht zeigte, dass die hohe Varianz innerhalb der Referenzgruppen die Aussagen bezüglich der erektilen Dysfunktion einschränkt, sodass ein überregionaler Vergleich der Daten nicht möglich ist [14]. Zudem ist die Praktikabilität dieses Testverfahrens aufgrund des Umfangs, sowie der Tatsache, dass es sich um einen „Interviewer-geführten“ Test handelt, stark limitiert. Condra u. Mitarb. beschrieben 1983 einen Impotenzscore, der klinische Untersuchungen und Eigenbeobachtungen summiert und damit eine Sensitivität von 0,95 erreicht [5]. Dieser Score berücksichtigte erstmalig alle damals relevanten organisch diagnostischen Maßnahmen und verzichtete auf eine ausführliche psychologische Evaluation. Dieser Score ist heute nur noch von historischem Interesse, weil er den neueren diagnostischen Erkenntnissen nicht angepasst wurde. Von Rosen u. Mitarb. wurde 1997 der IIEF-Score (International Index of Erectile Function) vorgestellt [19]. Dieses Inventar wurde in Großbritannien validiert. Er wurde dann für weitere 10 Länder übersetzt und lediglich auf seine Verständlichkeit hin überprüft. Es handelt sich um einen multidimensionalen Score, der allerdings alle unterschiedlichen Merkmale, welche das Sexualleben ausmachen, unter einem Wert summiert. Damit kann der IIEF Patienten mit funktionell stark eingeschränkter oder ganz aufgehobener Erektion, aber trotzdem erfülltem Sexualleben, unter Umständen nicht von Patienten mit erhaltener Resterektion, aber starker Unzufriedenheit über ihr momentanes Sexualleben differenzieren. Der Gewichtung einzelner Aspekte der Sexualität wird mit einer unterschiedlichen Anzahl von Fragen Rechnung getragen, was eine Vergrößerung des Fragenpools bedingt. Schon 1991 zeigten Geisser u. Mitarb., dass lediglich 11 der 27 von ihnen benutzten Items eine signifikante Unterscheidung zwischen gesunden und impotenten Männern erlauben [12]. Wurden nur die hochsignifikanten Items berücksichtigt, so blieben sogar nur 7 übrig. Eine nur 3 Fragen umfassende Kurzfassung eines Erhebungsbogens wurde 1998 von Helgason u. Mitarb. publiziert [13]. Die Erektionsfähigkeit wird hier nur anhand von drei Items untersucht, wobei die Fragen nach der Libido, der sexuellen Zufriedenheit und der Lebensqualität ausgeklammert werden. Zwar kann damit der Therapieerfolg überprüft werden, eine Information zu Leidensdruck und Therapieindikation leistet der Helgason'sche Fragebogen aber nicht. Existierende Fragebögen hatten demnach einige Nachteile, wie z.B. eine zu große Länge und Komplexität der Fragen, eine Fokussierung auf nur einen Aspekt der Erkrankung und inadäquate Sensitivität bezüglich der Diagnostik und Therapiekontrolle [9,15,16,18]. Ein weiterer Aspekt war, dass keines der oben aufgeführten Selbstbeurteilungsinventare in Deutschland bzw. an einer deutschsprachigen Bevölkerung validiert worden war.

So entschlossen wir uns, einen Fragebogen zu entwerfen, der zum einen für den alltäglichen Praxisgebrauch anwendbar ist, zum anderen aber wegen seiner Kompaktheit für epidemiologische Studien genutzt werden kann.

4.2 Die Untersuchung

4.2.1 Patienten

Diese Validierungsuntersuchung wurde an der Klinik und Poliklinik für Urologie der Universität Köln durchgeführt. Im Zeitraum von November 1997 bis Februar 1998 wurden 125 Patienten, die sich mit typischen urologischen Beschwerden wie z.B. subvesikal obstruktiven Miktionsbeschwerden, Inkontinenz etc. vorstellten, nach Aufklärung und Einverständnis, der Fragebogen vor der ersten Visite vorgelegt. Patienten, die über keinerlei Probleme beim Geschlechtsverkehr berichteten, unterzogen sich nächtlichen Tumeszenzmessungen (NPT)[1]. Damit können objektiv nächtlich periodisch auftretende Rigiditäts- und Tumeszenzveränderungen dokumentiert werden [4,17]. Patienten, die über Erektionsschwierigkeiten berichteten, wurden entsprechend des klinikeigenen abgestuften Diagnoseschemas untersucht (Abb. **4.1**).

4.2.2 Das Messinstrument

Der KEED ist ein Selbsteinschätzungsfragebogen mit insgesamt 18 Fragen (s. Anhang). Der erste, allgemeine Teil enthält Angaben zur Person und Fragen zum Gesundheitsstatus. Der spezifische Teil (Frage 9 bis 18) befasst sich mit der Erektion und der Beurteilung der Lebensqualität. Das fünfstufige Antwortschema erlaubt die Berechnung eines Scores. Zunächst wird nach dem Wunsch nach regelmäßigen sexuellen Kontakten gefragt, dann folgt die Angabe zur Häufigkeit sexueller Kontakte (Frage 9 und 10). Die Items 11 bis 16 erfragen penile organische Funktionen und Orgasmusfähigkeit. Libido, sexuelle Zufriedenheit und die Einschätzung der Lebensqualität werden mit vier Fragen (Item 9 und 10, sowie 17 und 18) erfasst. Bei Frage 15 erlaubt ein Wechsel der Skalierung die Überprüfung der Qualität des Ausfüllens.

[1] Rigi-Scan®, Fa. Daco Med, USA

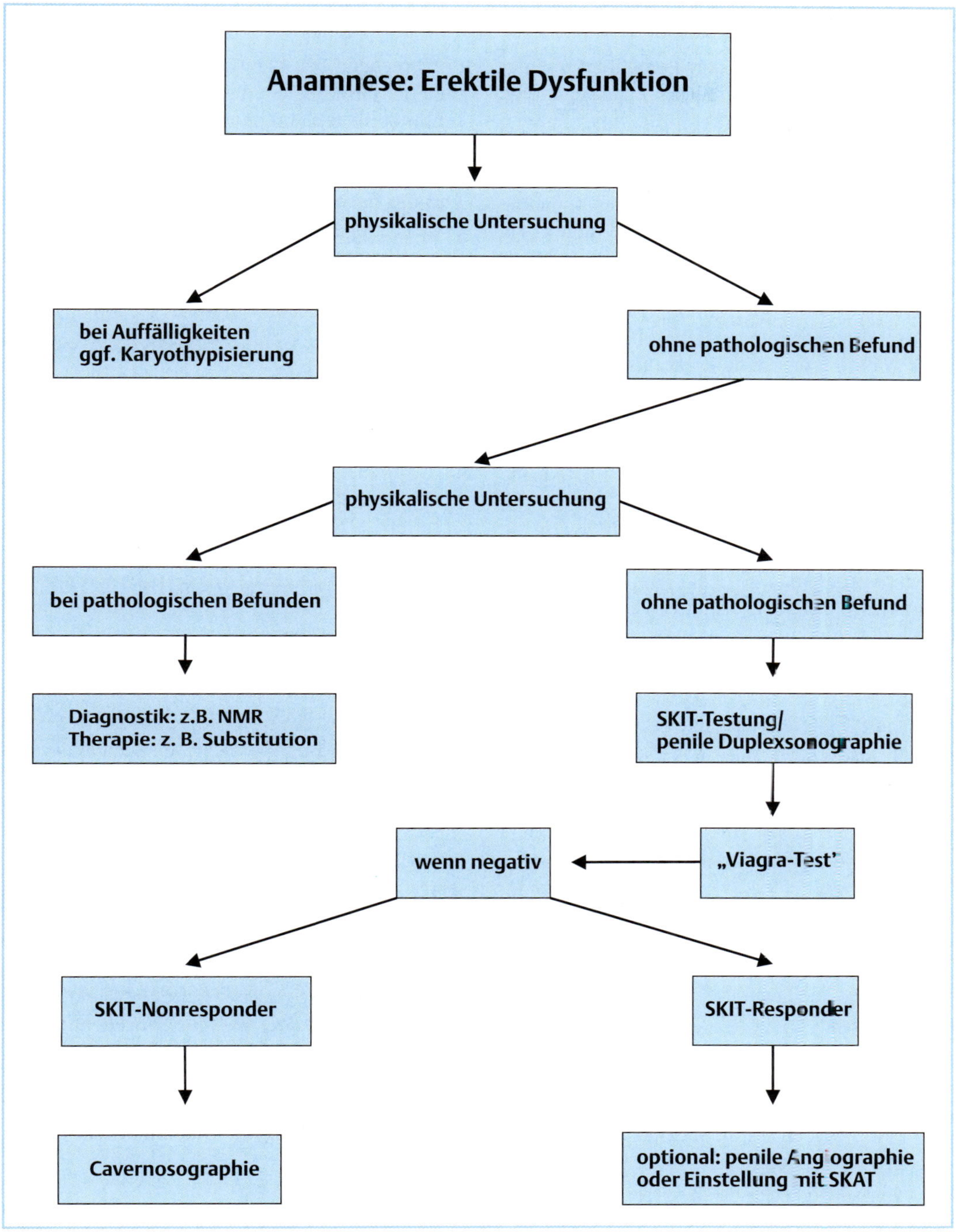

Abb. 4.**1** Klinikeigenes Diagnoseschema für die ED.

4.2.3 Validierung

Der Fragebogen wurde den Probanden vor der ersten Visite in unserer Poliklinik ausgehändigt. Er wurde selbständig ausgefüllt. Anschließend wurden die Patienten entsprechend ihrer primären Einweisungsdiagnose untersucht und behandelt. Fanden sich im Rahmen der Erhebung Erektionsprobleme, folgte eine den Leitlinien der European Assoziation of Urology entsprechende Stufendiagnostik [21]. Die Untersuchungsergebnisse wurden von einem anderen Arzt mit den Ergebnissen des Fragebogens verglichen. Diejenigen Patienten, die keine Erektionsprobleme angaben, unterzogen sich NPT-Messungen. Damit können zwar psychogen bedingte Störungen der Erektion nicht sicher ausgeschlossen werden, aber in Kombination eines frei ausgefüllten Erhebungsbogens und einer unabhängig hiervon erhobenen Anamnese kann auf den Erhalt der Kohabitationsfähigkeit geschlossen werden. Weiterhin wurden das sozioökonomische Umfeld, Lebensgewohnheiten, Begleiterkrankungen, Medikationen und vorangegangene Operationen erfragt.

Tab. 4.1 Begleiterkrankungen der Patienten

Erkrankungen	ED nein (n = 30)	ED ja (n = 75)	gesamt (n = 105)
Diabetes mellitus	1 (3,3%)	23 (30,6%)	24 (22,8%)
Hypertonie	2 (6,6%)	11 (14,6%)	13 (12,4%)
arterielle Verschlusskrankheit	0 (0%)	30 (40,0%)	30 (28,6%)
Operationen im kleinen Becken	0 (0%)	7 (9,3%)	7 (6,6%)

4.2.4 Statistik

Entsprechend den klinischen Ergebnissen wurde die Erektionsfähigkeit als vorhanden oder eingeschränkt bis fehlend beurteilt. Anhand der Summenwerte der erektionsspezifischen Items wurde mittels des χ^2-Tests die Sensitivität, Spezifität und der positive Vorhersagewert ermittelt. Mittels der „Spearman-Rank-Korrelation“ wurde der Zusammenhang zwischen dem Summenwert der Erektionsparameter und der Zufriedenheit mit dem Geschlechtsleben geprüft.

4.3 Ergebnisse der Validierung

4.3.1 Allgemein

Das Durchschnittsalter aller Patienten betrug 56,3 Jahre (57,6 Jahre Patienten mit ED; 51,6 Jahre ohne ED). 82/105 (78,1%) lebten in einer festen Partnerschaft, 76/105 (72,4%) der Männer waren verheiratet. Es zeigt sich, dass in der Gruppe der Patienten mit erektiler Dysfunktion das Vorkommen der klassischen Risikofaktoren wie Diabetes mellitus, Hypertonie, arterielle Verschlusserkrankung sowie Zustand nach operativen Eingriffen im kleinen Becken deutlich häufiger vorlag, als dies in der Gruppe der Patienten der Fall war, die über keine Störungen der Erektionsfähigkeit berichteten (Tab. 4.1). Über Erektionsprobleme klagten 75 Patienten (Tab. 4.2).

4.3.2 Validierung des „Kölner Erfassungsbogens der ED“

Der Bogen wurde an 125 Patienten ausgegeben. 105 Männer füllten diesen korrekt aus, was einer Verständlichkeit von 84% entspricht. Der häufigste Fehler war die nicht korrekte Beantwortung der Fragen „Reicht die Dauer der Erektion für einen Geschlechtsverkehr aus?“ und „Haben Sie Probleme, die Erektion während des Ge-

Tab. 4.2 Durchgeführte diagnostische Maßnahmen bei 75 Patienten

Methode	Anamnese	Hormonstatus	SKIT-Testung	Doppler-Sonographie	Kavernosographie
Häufigkeiten	75/75	73/75	75/75	53/75	13/75

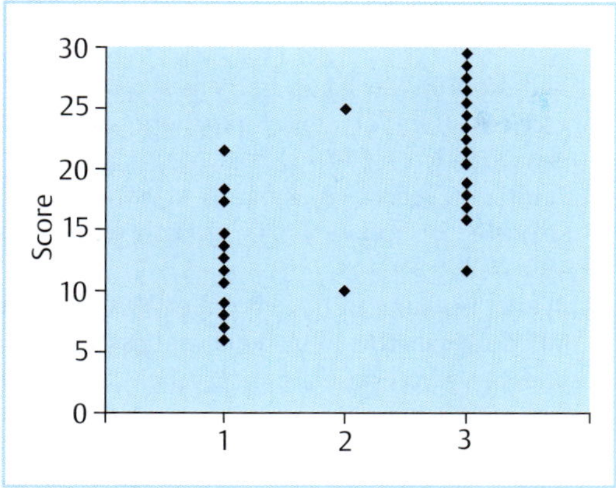

Abb. 4.2 Gegenüberstellung der Befunde der klinischen ED-Diagnostik und der Summenwerte des ED-Scores (1 = ED nein, 2 = intermediär, 3 = ED ja).

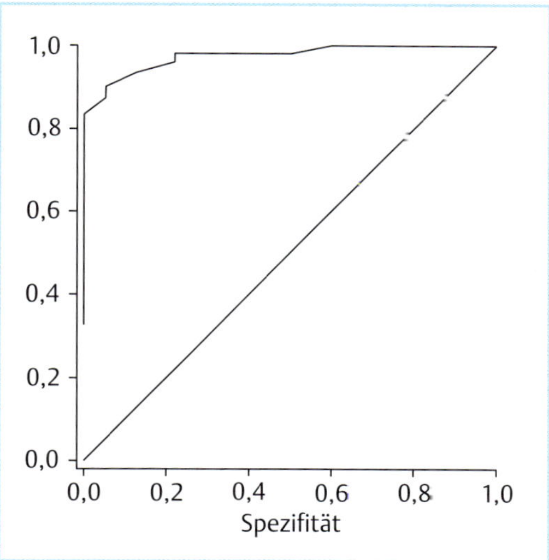

Abb. 4.3 ROC-Kurve für den ED-Score vs. klinisch nachweisbarer ED.

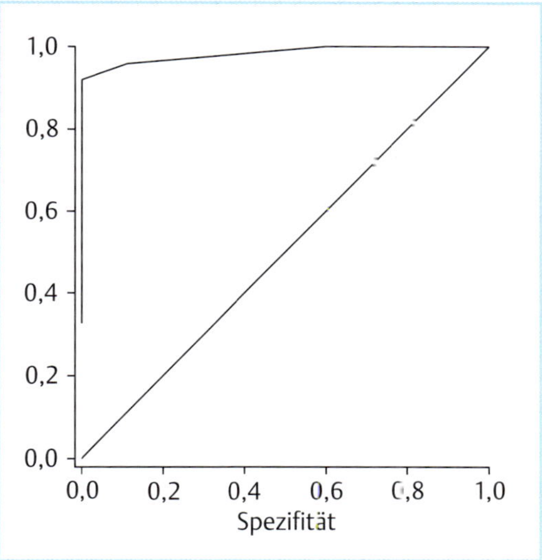

Abb. 4.4 ROC-Kurve für die Zufriedenheit mit dem Sexualleben vs. klinisch nachweisbarer ED.

schlechtsverkehrs aufrechtzuerhalten?". Hierbei wurde die umgekehrte Skalierung nicht berücksichtigt. Eine weitere Fehlerquelle war die Beantwortung der Frage nach regelmäßigen sexuellen Kontakten und die Angabe der Anzahl sexueller Kontakte. Doppelte Angaben waren selten. Abb. 4.**2** zeigt die klinischen Ergebnisse im Vergleich zu dem Summenscore der Erektionsitems.

Zwei Patienten hatten klinisch keine eindeutig zu diagnostizierende erektile Dysfunktion, waren aber mit ihrem momentanen Geschlechtsleben nicht zufrieden, sodass sie der Gruppe mit erektiler Dysfunktion zugerechnet wurden. Es wurden somit bei 75 von 105 (71,4%) der Patienten eine ED diagnostiziert, während bei 30 von 105 (28,6%) Männern keine Einschränkung der sexuellen Funktion festgestellt werden konnte. Bei einem Cut-off-Wert von 17 werden 28 von 30 (93,2%) der gesunden Patienten richtig erkannt (Spezifität), während 73 von 75 (97,3%) der Männer mit eingeschränkter Erektionsfähigkeit durch das Messinstrument KEED richtig klassifiziert werden (Sensitivität). Der positive Vorhersagewert beträgt hier 0,98 (Abb. 4.**3**).

Ein Testverfahren, das im klinischen Alltag eingesetzt und zur Therapieindikation bzw. Kontrolle verwendet wird, sollte multivariat sein. Deshalb haben wir die Frage nach der Zufriedenheit mit dem momentanen Geschlechtsleben mit der klinischen Diagnose verglichen. Auch diese Frage hatte ein fünfstufiges Antwortschema, sodass auch hier ein Score erstellt werden konnte. Die Betrachtung der Validierungsparameter wie Sensitivität, Spezifität und positiver Vorhersagewert ergab für einen Score von > 2 Werte von 0,98 für die Spezifität, 0,93 für die Sensitivität und einen positiven Vorhersagewert von 0,97 (Abb. 4.**4**).

Es handelt sich also um einen validen Score, mit dem man allerdings keine Aussage über die organische Ursache der Sexualstörung treffen kann. Die Korrelation beider Scores wurde anhand des „Spearman-Rank-Tests“ überprüft. Es ergab sich ein Wert von 0,74.

4.4 Anwendung des „KEED“

Wenige Erkrankungen zeigen eine solche Dynamik und Relevanz für die Bevölkerung wie die erektile Dysfunktion. Neue Therapieverfahren werden entwickelt und öffentlich diskutiert. Instrumente zur Diagnose und Überprüfung der sexuellen Funktion müssen vorgehalten und – so es sie noch nicht gibt – geschaffen werden. Unser Fragebogen hat in der Validierungsstudie gezeigt, dass er geeignet ist, männliche Sexualstörungen zu erfassen. Insbesondere gibt er, aufgrund einer Unterscheidung zwischen organischen Symptomen und dem subjektiven Empfinden, einen ersten Hinweis auf die der Störung zugrunde liegenden möglichen Ursachen. Allerdings kann ein solches Selbstbeurteilungsinventar nicht die sorgfältige Evaluation des Patienten ersetzen. Daher sollte man ihn nur als Screening- und nicht als Diagnoseverfahren einsetzen.

Zudem unterliegen solche Inventare einem stetigen Wandel und müssen den Gegebenheiten angepasst werden. Wir stellen unseren Fragebogen gern zur Verfügung (s. Anhang) und man kann auch die elektronische Dateivorlage unter Angabe der Systemvoraussetzung kostenfrei bei uns bestellen. Wenn wir Ihre Rückmeldung erhalten, können wir den KEED weiter optimieren.

Literatur

1. Anderson BL, Broffit B. Is there a reliable and valid measure of sexual function? Arch Sex Behav 1988; 17: 509 – 525
2. Beutler LE, Scott FB, Karacan I. Psychological screening of impotent men. J Urol 1975; 116: 193 – 197
3. Beutler LE, Karacan I, Anch AM et al. MMPI and MIT discriminators of biogenic and psychogenic impotence. J Consult Clin Psychol 1975; 43: 899 – 903
4. Bradley WE, Timm GW, Gallagher JM et al. New method for continuous measurement of nocturnal penile tumescence and rigidity. Urology 1985; 26: 4 – 9
5. Condra M, Morales A, Surridge D et al. Evaluation of the urological assessment in impotence: Findings with a new diagnostic rating scale. J Urol 1983; 131: 486 – 490
6. Conte HR. Development and use of self-report techniques for assessing sexual functioning: A review and critique. Arch Sex Behav 1983; 12: 555 – 576
7. Craig RJ, Cannon B, Olsen RE. Psychological screening of impotence with Finney's MMPI-Derived Impotence Scale. Psychol Rep 1995; 77: 1019 – 1026
8. Dahlstrom WG, Welsh GS. An MMPI Handbook: A guide to use in clinical practice and research. Minneapolis: University of Minnesota Press 1960
9. Derogatis LR, Melisaratos N. The DSFI: A multidimensional measure of sexual functioning. J Sex Marital Ther 1979; 5: 244 – 281
10. Finney JC. Development of a new set of MMPI scales. Psychol Rep 1965; (a) 17: 707 – 713
11. Finney JC. Effects of response sets on new and old MMPI scales. Psychol Rep 171 965; (b) 907 – 915
12. Geisser ME, Jefferson TW, Spevak M et al. Reliability and validity of the Florida Sexual History Questionnaire. J Clin Psychol. 1991; 47: 519 – 528
13. Helgason ÀR, Arver S, Adolfsson J et al. Potency: The validation of information from a self-administered questionnaire using objective measurements of night-time erections and test-retest reliability. Br J Urol 1998; 81: 135 – 141

14. Levenson H, Olkin R, Herzoff N et al. MMPI Evaluation of erectile dysfunction: Failure of organic vs. psychogenic decision rules. J Clin Psychol 1986; 42: 752 – 754
15. Libman E, Rothenberger I, Fichten CS et al. The SSES-S: A measure of sexual self efficacy in erectile functioning. J Sex Marital Ther 1985; 11: 233 – 244
16. O'Leary MP, Fowler FJ, Lenderking WR et al. A brief male sexual function inventory for urology. Urology 1993; 46: 697 – 706
17. Reid D, Glass CA, Evans CM et al. Screening impotence by home nocturnal measurement of nocturnal tumescence self-monitoring. Br J Clin Psychol 1990; 29: 439 – 441
18. Reynolds CF, Franke E, Thase ME et al. Assessment of sexual function in depressed, impotent, and healthy men: Factor analysis of a brief sexual function questionnaire for men. Psychiatry Res 1988; 24: 231 – 244
19. Rosen RC, Riley A, Wagner G et al. The international index of erectile function (IIEF): A multidimensional scale for assessment of erectile function. Urology 1997; 49: 822 – 830
20. Stewart AL, Ware JE. Measuring Functioning and Well Being. Duke University Press (1992)
21. Wespes E, Amar E, Hatzichristou D et al. Guidelines on erectile dysfunction. E.A.U. Guidelines, European Association of Urology ed. 2000

5 Prävalenz männlicher Sexualstörungen

M. Braun, T. Klotz

5.1 Genese und Geschichte zur ED

Die organisch bedingte erektile Dysfunktion des höheren Erwachsenenalters ist häufig mit chronisch degenerativen Erkrankungen verknüpft. So weisen ca. 30–50% der männlichen Diabetiker eine erektile Dysfunktion auf. Weiterhin dominieren bei älteren Männern in ca. der Hälfte der Fälle von sekundärer erektiler Dysfunktion Gefäßschäden im Sinne einer Arteriosklerose und einer arteriovenösen Schwellkörperinsuffizienz. Zusätzlich treten nach radikalen Tumoroperationen und Radiotherapien des kleinen Beckens (Prostatakarzinom, Kolonkarzinom etc.) und der damit einhergehenden Nervenläsionen iatrogen-organisch verursachte Fälle von erektiler Dysfunktion auf [11]. Auch eine primäre längerfristige erektile Dysfunktion hat beim jungen Mann häufiger organische (z.B. venöse Insuffizienz) als rein psychologische Ursachen.

Auf molekularer Ebene zeigen sich Unterschiede in den Schwellkörpern (glatte Muskulatur des Trabekelwerks und Innervationsdichte) des Penis, die individuell unterschiedlich vegetativen Einflüssen unterliegen. Ob und in welchem Ausmaß genetische Faktoren hinzukommen, ist unklar. Bekannt ist, dass bezüglich der Libido, der erektilen Funktion und der Häufigkeit des Geschlechtsverkehrs bei gesunden Männern erhebliche Unterschiede bestehen. In Abhängigkeit von den organisch individuell vorgegebenen Variationen ergibt sich wahrscheinlich eine unterschiedliche Vulnerabilität gegenüber endogenen-, psychosozialen- und Umwelteinflüssen, die zum Auftreten einer erektilen Dysfunktion führen [10].

Es zeigt sich also eine multifaktorielle Genese der Erektionsstörung. Das bedingt, dass eine große Anzahl von Patienten bei niedergelassenen oder klinisch tätigen Ärzten zwar regelmäßig in Behandlung ist, aber der Störung der Erektionsfähigkeit bislang wenig Anerkennung gezollt wurde. Mit der Einführung potenter Medikamente und der damit entstandenen Beachtung durch die Öffentlichkeit hat sich dieses Bild geändert [4,5].

5.2 Umfrage und Fragebogen

Es wurden 8000 Männer, die nach Alter ausgewählt wurden, postalisch befragt [6]. Die Anschriften wurden, nach Beschreibung der Studie und Beachtung des Datenschutzes, vom Kölner Einwohnermeldeamt bereitgestellt. Die Männer wurden insgesamt dreimal angeschrieben, wobei eine Doppelauswertung der beantworteten Fragebögen vermieden wurde. Die so gewonnenen Datensätze wurden an einem Einzelplatzrechner (ohne Vernetzung) direkt in das Programm SPSS (Version 7,5) eingegeben und ausgewertet.

Der Fragebogen bestand aus drei Teilen, dem Mantelbogen mit persönlichen und sozioökonomischen Angaben, dem Fragenkomplex zur Sexualität (KEED) und Angaben zum Miktionsverhalten (Lower urinary tract symptoms = LUTS). Den sozioökonomischen Fragenkomplex verwendete man zur Überprüfung der Antworten. Hier sollten auch die erhaltenen mit bekannten Daten der bundesdeutschen Durchschnittsbevölkerung verglichen werden (s. Anhang).

5.2.1 Ergebnisse allgemein

Der Gesamtrücklauf betrug 4883 (61,1%), wobei nur 4489 Antworten auswertbar waren (56,2%; Abb. 5.**1**). Die Rücklaufquoten in den jeweiligen Altersgruppen lag zwischen 41 und 61%, ohne statistisch signifikante Schwankungen. Bei einzelnen Teilbereichen, wie z.B. bei sozioökonomischen Fragestellungen, war die Antwortquote geringer (Tab. 5.**1** und 5.**2**).

5.2.2 Sozioökonomische Eckdaten

Das Durchschnittsalter betrug 51,8 Jahre, zwei Drittel der Männer 2967/4489 (66%) waren verheiratet und lebten in einer festen partnerschaft-

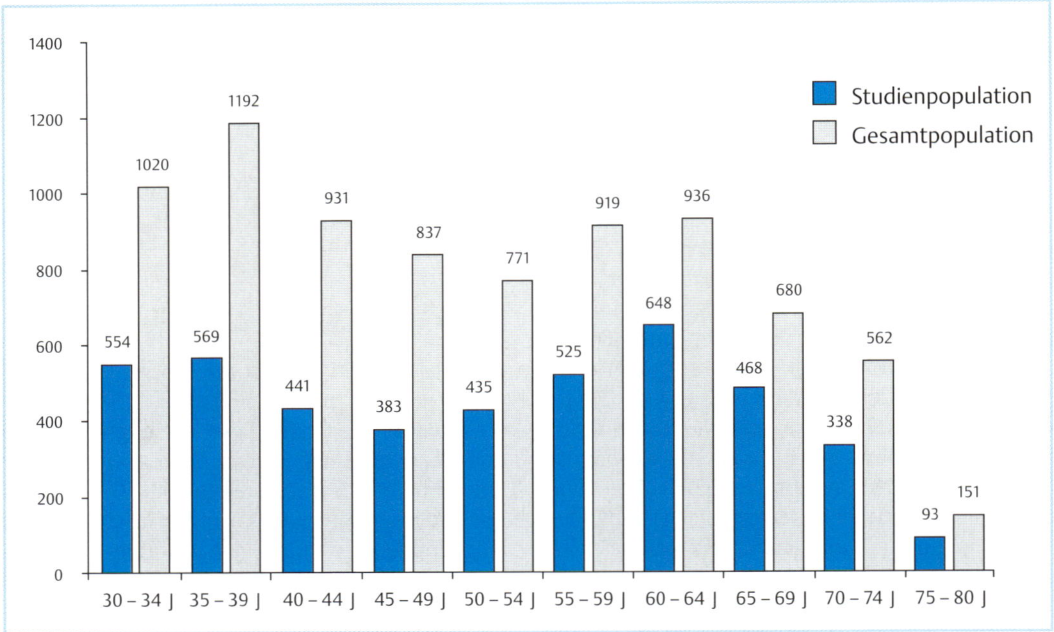

Abb. 5.**1** Altersverteilung der Studienpopulation (blau); n = 4489.

lichen Beziehung. Insgesamt besaßen die Männer durchschnittlich 2,2 Familienangehörige, wobei hier der Trend zur Kleinfamilie deutlich wird. Das durchschnittliche Bruttofamilieneinkommen belief sich auf ca. 1900 € (s. Kap. 10).

5.2.3 Sexualstörungen

Die Gesamtprävalenz der Impotenz betrug 19,2%, wobei eine positive Alterskorrelation nachweisbar war (2–53%) (Abb. 5.**2**). Während man in den Altersgruppen von 30 bis 59 Jahren eine lineare Zunahme beobachten konnte, zeigt sich in den Altersgruppen von 60 und älter eine exponentielle Zunahme der Prävalenz.

Demgegenüber zeigte die (Un-)Zufriedenheit mit dem Geschlechtsleben – über alle Altersgruppen verteilt – einen deutlich höheren Durchschnittswert, wobei allerdings nur eine geringe Schwankungsbreite (30–50%) ohne Alterskorrelation vorhanden war (Abb. 5.**3**). So waren ca. ein Drittel der Befragten unzufrieden mit ihrem augenblicklichen Geschlechtsleben. Es zeigte sich, dass sich, in Abhängigkeit vom Alter, die Ansprüche bezogen auf das Geschlechtsleben kaum unterschieden. Dies spiegelte sich auch in der relativ hohen Rate an regelmäßigen sexuellen Kontakten bis ins hohe Alter hinein wider. Darunter addierte man auch autoerotische Handlungen und den Austausch von Zärtlichkeiten ohne Geschlechtsverkehr (Abb. 5.**4** und 5.**5**).

Betrachtet man allein die Prävalenz der schweren Erektionsstörungen, so unterscheiden sich unsere Daten nicht von denen anderer Autoren. Tatsächlich aber ist eine differenzierte Betrachtung der Ergebnisse bezüglich des Therapiebedarfs notwendig.

5.2.4 Therapiebedarf

Leitet man die Therapienotwendigkeit von dem gemeinsamen Auftreten von Erektionsstörungen und dem entsprechenden Leidensdruck ab, beobachteten wir auch eine altersabhängige Zunahme von therapiebedürftigen Männern. Deren Anzahl lag mit 310 von 4489 (6,8%) deutlich unter derjenigen Zahl von Männern mit manifester Impotenz (Abb. 5.**6** und 5.**7**).

Dies ist der neue Aspekt unserer Untersuchung im Vergleich zu den schon zitierten Arbeiten. Wir

Tab. 5.**1** Basisdaten der Studienpopulation

Altersgruppe		30 – 39	40 – 49	50 – 59	60 – 69	70 – 80	total
Rücklaufquote	%	50,8	49,2	56,8	68,4	60,4	56,1
verheiratet	%	46,7	49,2	56,8	68,4	60,4	56,1
	95%-CI	[43,7 – 49,6]	[60,5 – 67,0]	[69,2 – 75,0]	[73,9 – 79,0]	[77,7 – 85,3]	[54,7 – 67,5]
getrennt lebend	%	5,9	13,8	12,7	8,4	3,0	9,2
	95%-CI	[4,6 – 7,4]	[11,6 – 16,3]	[10,7 – 15,0]	[6,9 – 10,2]	[1,6 – 5,1]	[8,4 – 10,1]
verwitwet	%	0,4	1,0	3,4	6,4	9,4	3,5
	95%-CI	[0,1 – 1,0]	[0,5 – 2,0]	[2,4 – 4,8]	[5,1 – 8,0]	[6,8 – 12,5]	[3,0 – 4,1]
ledig	%	47,0	21,4	11,7	8,6	5,9	21,1
	95%-CI	[44,1 – 50,0]	[18,7 – 24,3]	[9,7 – 13,9]	[7,0 – 10,4]	[3,8 – 8,5]	[19,9 – 22,3]
Familienmitglieder	Mittel	2,2	2,7	2,3	1,9	1,9	2,2
	95%-CI	[2,16 – 2,33]	[2,63 – 2,83]	[2,23 – 2,39]	[1,84 – 1,93]	[1,80 – 1,94]	[2,19 – 2,27]
Familieneinkommen	Mittel	3674	3963	3990	3527	3498	3750
	95%-CI	[3584 – 3763]	[3852 – 4074]	[3890 – 4090]	[3429 – 3624]	[3347 – 3649]	[3703 – 3797]
sexuell aktiv	%	96,0	91,9	88,7	83,6	71,3	88,3
	95%-CI	[94,7 – 97,1]	[89,9 – 93,7]	[86,5 – 90,6]	[81,2 – 85,7]	[66,7 – 75,5]	[87,3 – 89,2]
wöch. sexuell aktiv	%	92,9	85,3	80,9	66,1	41,5	77,5
	95%-CI	[91,2 – 94,4]	[82,8 – 87,6]	[78,2 – 83,3]	[63,2 – 69,0]	[36,7 – 46,4]	[76,2 – 78,7]
sexuell unzufrieden*	%	34,8	32,3	31,5	41,1	44,0	36,7
	95%-CI	[32,1 – 36,4]	[30,7 – 35,3]	[29,6 – 33,9]	[39,1 – 43,8]	[30,8 – 49,5]	[33,8 – 39,9]
ED	%	2,3	9,5	15,7	34,4	53,4	19,2
	95%-CI	[1,5 – 3,4]	[7,6 – 11,7]	[13,4 – 18,1]	[31,6 – 37,3]	[48,4 – 58,3]	[18,1 – 20,4]
therapiebedürftig**	%	1,4	4,3	6,8	14,3	7,7	6,9
	95%-CI	[0,8 – 2,3]	[3,1 – 5,9]	[5,3 – 8,6]	[12,3 – 16,5]	[5,3 – 10,7]	[6,2 – 7,7]

* Befragter ist unzufrieden oder unglücklich, wenn die Erektionsqualität sich nicht ändern würde.

**ED und unzufrieden mit der Erektionsqualität

konnten Männer mit Impotenz von denjenigen, die durch diese Erkrankung einem besonderen Leidensdruck ausgesetzt sind, differenzieren. Mithilfe des „KEED“ wurde es möglich, diejenigen Männer zu identifizieren, die an einer Einschränkung ihrer Erektion erkrankt sind und auch daran leiden [6]. In unserer Studie war nur ein Drittel der impotenten Männer auch gleichzeitig therapiebedürftig.

5.2.5 Komorbiditäten

Unsere Daten zeigen übereinstimmend mit denen aus anderen Studien eine ähnliche Prävalenz für die Erektionsstörungen. Arterielle Verschlusskrankheiten, Diabetes mellitus und Operationen im kleinen Becken, konnten wir in unserem Kollektiv ausmachen. Neu hingegen war der starke und vor allem statistisch hochsignifikante Zusammenhang zwischen erektiler Dysfunktion und LUTS (> 70% der Patienten mit erektiler Dysfunktion haben Miktionsstörungen). Obwohl es hierfür keine pathogenetische Erklärung gibt, erscheint die weitere wissenschaftliche Untersuchung des Zusammentreffens dieser zwei urologischen Leitsymptome dringend notwendig (Abb. 5.**8** und 5.**9**).

Tab. 5.2 Risikofaktoren der erektilen Dysfunktion (ED)

Altersgruppe		30 – 39	40 – 49	50 – 59	60 – 69	70 – 80	total
mit ED (n = 853)							
Diabetes mellitus	%	0,0	11,1	22,8	22,1	20,8	20,2
	95%-CI	[0,0 – 13,2]	[5,2 – 20,0]	[16,3 – 30,4]	[18,0 – 26,7]	[15,7 – 26,8]	[17,5 – 23,0]
Hypertonie	%	11,5	17,3	37,6	33,3	33,9	32,0
	95%-CI	[2,4 – 30,2]	[9,8 – 27,3]	[29,8 – 45,9]	[28,6 – 38,4]	[27,7 – 40,6]	[28,9 – 35,3]
OP kleines Becken	%	30,8	12,3	8,7	17,6	28,5	18,8
	95%-CI	[14,3 – 51,8]	[6,1 – 21,5]	[4,7 – 14,5]	[13,9 – 21,8]	[22,7 – 34,9]	[16,2 – 21,6]
LUTS	%	38,5	43,2	71,8	79,5	74,7	72,2
	95%-CI	[20,2 – 59,4]	[32,2 – 54,7]	[63,9 – 78,9]	[75,0 – 83,4]	[68,3 – 80,3]	[69,0 – 75,2]
Raucher	%	26,9	60,5	40,9	28,3	12,8	29,6
	95%-CI	[11,6 – 47,8]	[49,0 – 71,2]	[33,0 – 49,3]	[23,8 – 33,1]	[8,7 – 18,0]	[26,5 – 32,8]
regelmäßig Alkohol	%	57,7	28,2	39,6	35,3	40,8	37,5
	95%-CI	[36,9 – 76,6]	[18,6 – 39,5]	[31,7 – 47,9]	[30,4 – 40,4]	[34,2 – 47,7]	[34,4 – 40,9]
keine ED (n = 3581)							
Diabetes mellitus	%	0,6	1,9	2,7	9,0	2,6	3,2
	95%-CI	[0,3 – 1,3]	[1,1 – 3,2]	[1,7 – 4,1]	[7,0 – 11,3]	[0,8 – 5,9]	[2,6 – 3,8]
Hypertonie	%	4,7	8,0	18,4	25,6	22,8	13,6
	95%-CI	[3,5 – 6,1]	[6,2 – 10,2]	[15,7 – 21,2]	[22,4 – 29,0]	[17,1 – 29,4]	[12,5 – 14,8]
OP kleines Becken	%	1,7	1,0	2,6	3,1	8,4	2,4
	95%-CI	[1,0 – 2,6]	[0,4 – 2,0]	[1,6 – 4,0]	[1,9 – 4,6]	[4,9 – 13,2]	[1,9 – 2,9]
LUTS	%	19,9	30,8	40,7	61,6	64,2	37,7
	95%-CI	[17,6 – 22,4]	[27,6 – 34,2]	[37,3 – 44,2]	[57,9 – 65,2]	[57,0 – 71,0]	[36,1 – 39,3]
Raucher	%	44,4	41,3	30,8	22,0	14,7	34,6
	95%-CI	[41,4 – 47,4]	[37,8 – 44,9]	[27,6 – 34,1]	[19,0 – 25,2]	[10,0 – 20,5]	[33,0 – 36,2]
regelmäßig Alkohol	%	43,3	42,1	46,2	39,4	33,2	42,4
	95%-CI	[40,4 – 46,3]	[38,6 – 45,7]	[42,7 – 49,7]	[35,8 – 43,1]	[26,6 – 40,3]	[40,7 – 40,0]

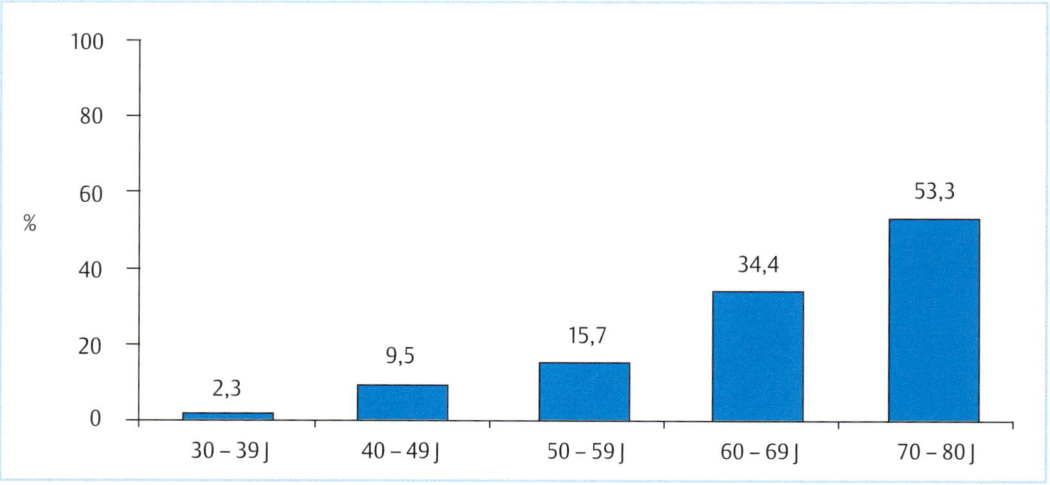

Abb. 5.2 Alterskorrelierte Prävalenz von Erektionsstörungen.

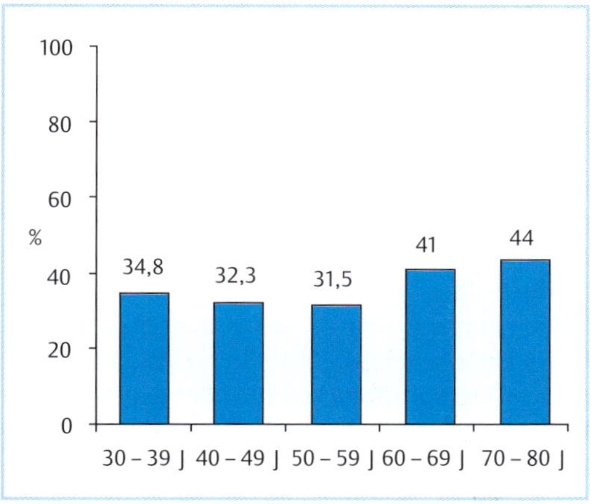

Abb. 5.**3** Die Unzufriedenheit der Männer mit der sexuellen Funktion.

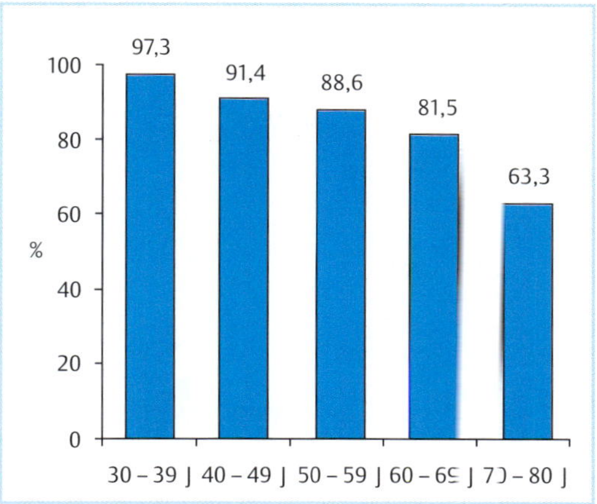

Abb. 5.**4** Regelmäßige sexuelle Kontakte (inklusive Selbstbefriedigung).

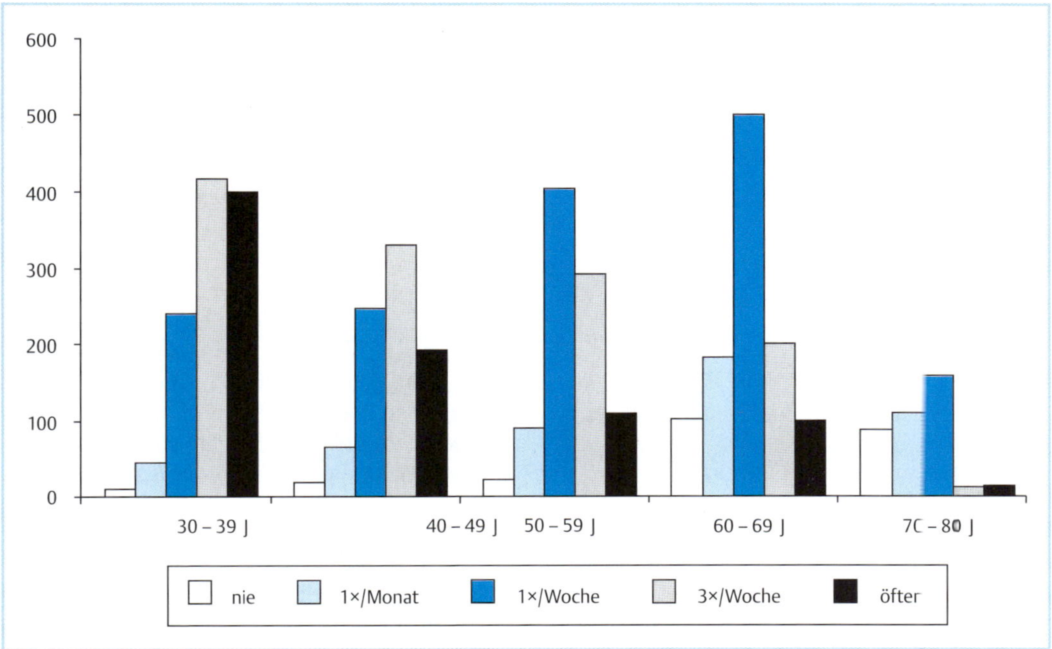

Abb. 5.**5** Frequenz der sexuellen Kontakte.

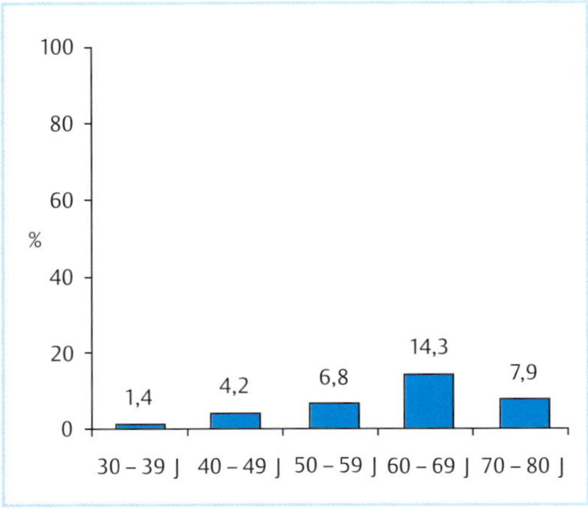

Abb. 5.**6** Therapiebedarf der Männer.

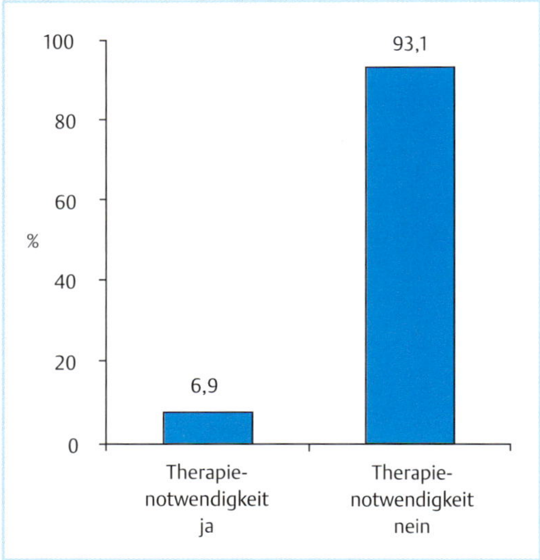

Abb. 5.**7** Therapienotwendigkeit in der Stichprobe.

5.2.6 Risikofaktoren

Die Betrachtung der klassischen Risikofaktoren, z. B. Nikotin- und Alkoholgenuss, erbrachte keine oder zumindest keine stark signifikante Unterscheidung hinsichtlich der Männer mit oder ohne erektile Dysfunktion. So ließ sich für das Rauchen ein Signifikanzniveau von $p = 0{,}007$ errechnen. Dagegen zeigte der regelmäßige Alkoholkonsum mit $p = 0{,}01$ keine statistisch signifikante Unterscheidung. Die Betrachtung der einzelnen Altersgruppen brachte aber deutliche Differenzen. Während für das Rauchen in den jüngeren Altersgruppen kein Unterschied zu finden war, war das in den Altersgruppen 41 – 50 und 51 – 60 Jahre anders. Hier konnten wir mit $p < 0{,}001$ einen deutlich signifikanten Unterschied zeigen. Das war in den höheren Lebensaltern nicht mehr so klar. Interpretierbar ist, dass der regelmäßige Nikotinkonsum erst ab einem bestimmten Alter zu Folgeschäden führt. Im höheren Alter scheinen dann diejenigen Männer, die bis dahin keine Probleme hinsichtlich ihres Genussverhaltens bekommen haben, weiter zu rauchen, während diejenigen, die bereits an Folgeschäden leiden, unter Umständen zwischenzeitlich das Rauchen eingestellt haben. Daher wäre es sinnvoll gewesen, nach früheren Rauchgewohnheiten zu fragen.

Die Frage nach dem regelmäßigen Alkoholkonsum erbrachte ein anderes Ergebnis. Hier lag zumindest eine schwach signifikante Unterscheidung ($p = 0{,}006$) vor allem in den jüngeren Altersgruppen vor. Eine Überprüfung dieses Items mit dem Sozialstatus erbrachte eine geringe Korrelation dafür, dass ein erhöhter Alkoholkonsum mit einem niedrigeren Sozialstatus verknüpft sein könnte. Dabei ist jedoch anzumerken, dass der Itempool nicht dafür ausgereicht hat, um eine solche Konstellation abschließend zu interpretieren.

5.2.7 Eigenbeteiligung

Die neue Ära der pharmako-medizintechnischen Entwicklungen ermöglicht es, degenerative Alterungsprozesse, die früher selbstverständlich hingenommen wurden, therapeutisch zu beeinflussen. Neben der erektilen Dysfunktion lassen sich auch die altersbedingte Osteoporose (Knochen-

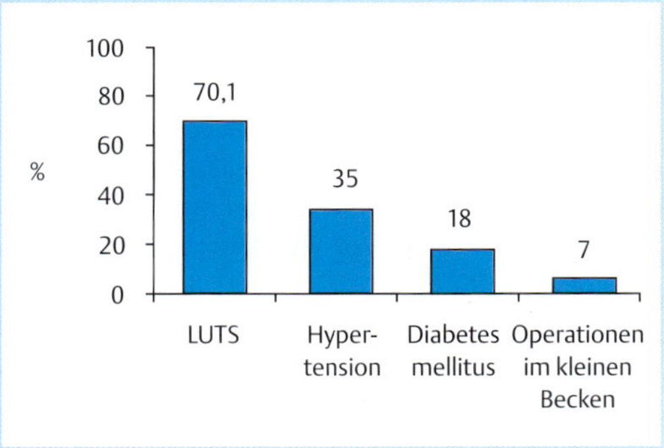

Abb. 5.**8** ED und Komorbiditäten.

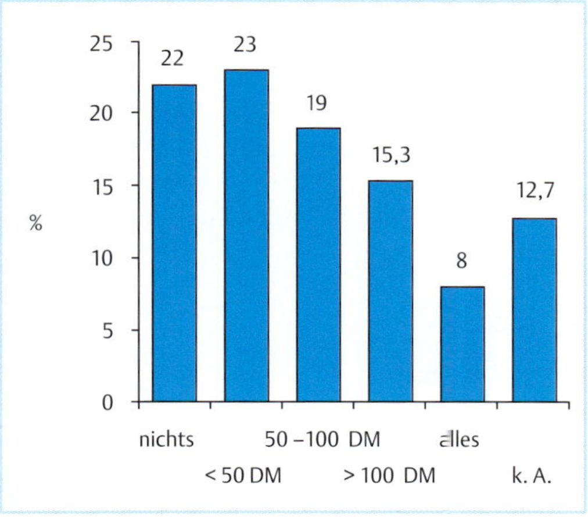

Abb. 5.**10** Finanzielle Eigenbeteiligung an medikamentöser Behandlung von Potenzstörungen.

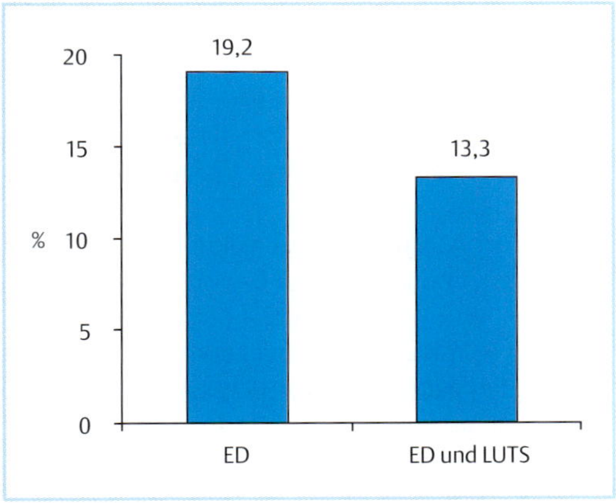

Abb. 5.**9** Prävalenz von ED und LUTS.

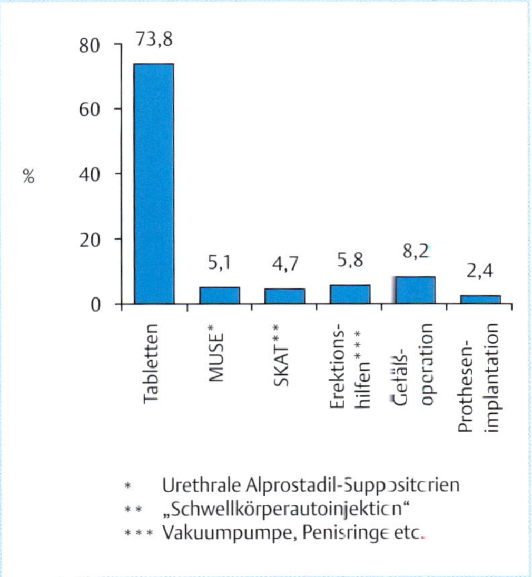

Abb. 5.**11** Bevorzugte Behandlungsmethode der ED.

schwund), die androgenetische Alopezie (männlicher Haarausfall) oder die Adipositas als Beispiele nennen. In der Gesellschaft besteht ein Bedürfnis, den Alterungsprozess zu leugnen und zu kaschieren. Dies gilt auch, wenn keine eigentlichen Beschwerden (z. B. Schmerzen) oder ein definiertes Krankheitsbild bestehen. Die Befragung ergab, dass ein hoher Prozentsatz (65,3%) der männlichen Bevölkerung bereit ist, für die medikamentöse Behandlung von Potenzstörungen erhebliche monatliche Geldmittel (ca. 25 – 50 €) für ein wirksames „Potenzmittel" zu zahlen. Die Abhängigkeit vom Familieneinkommen ist dabei nicht verwunderlich (Abb. 5.**10**). Einer oralen Medikation wurde von 73,8% der Männer klar der Vorzug gegeben (Abb. 5.**11**).

CAVE: Die Bewertung dieser sexuellen „Befindlichkeitsstörungen" werden zum einen die Veränderung der epidemiologischen Eckdaten und zum anderen die Auswirkungen der Erkrankungen beeinflussen. Es wird daher von enormer Bedeutung sein, herauszufinden, welche sekundären Folgen auch im Sinne z. B. von sozioökonomischen Auswirkungen (Entwicklung von Depressionen und Einschränkung der Arbeitsfähigkeit) zu erwarten sind. So wird man in regelmäßigen Abständen epidemiologische Untersuchungen mit ein und derselben medizinischen Fragestellung wiederholen und diese mit Fragen nach Lebensqualität und z.B. psychologischen Effekten verknüpfen müssen.

Literatur

1. Andersson KE, Wagner G. Physiology of penile erection. Physiol Rev 1995; 75: 191 – 236
2. Béjin A, De Colomby P, Spira A et al. Epidemiology of male sexual disorders. 93rd Annual Meeting AUA (1998) Abstract 529
3. Bloch W, Klotz T, Sedlaczek P et al. Evidence of the involvement of endothelial nitric oxide synthase from smooth muscle cells in the erectile function. Urol Res 1998; 26: 129 – 135
4. Boolell M, Allen MJ, Ballard SA et al. Sildenafil: an orally active type 5 cyclic GMP-specific phosphodiesterase inhibitor for the treatment of penile erectile dysfunction. Int J Impotence Res 1996; 8: 47 – 52
5. Boolell M, Gepi-Attee S, Gingell JC et al. A novel effective oral therapy for male erectile dysfunction. Br J Urol 1996; 78: 257 – 261
6. Braun M, Klotz T, Reifenrath B et al. KEED – erster deutschsprachig validierter Fragebogen zur Erfassung der männlichen sexuellen Funktion. Akt Urol 1998; 29: 300 – 305
7. Diemont WL, Vruggink PA, Doesvurg W et al. Prevalence of sexual dysfunction in the Dutch population. 22nd Meeting of the international academy of sex research, Rotterdam 1996
8. Feldmann HA, Goldstein I, Hatzichristou DG et al. Impotence and its medical and psychosocial correlates: results of the Massachusetts Male Aging Study. J Urol 1994; 151: 54 – 61
9. Goldstein I, Lue TF, Padma-Nathan H et al. Oral Sildenafil in the treatment of erectile dysfunction, N Engl J Med 1998; 338: 1397 – 1404
10. Hartmann U. Symptomatologie und Epidemiologie erektiler Dysfunktionen. Stief CG, Hartmann U, Höfner K, Jonas U editors ED. Springer Verlag, Berlin, 1997; 1 – 9
11. Heidler H. Andrologie. Altwein JE, Rübben H eds. Urologie. Enke Verlag, Stuttgart; 1993: 306 – 324
12. Kinsey AC. Alter und sexuelle Triebbefriedigung. Kinsey AC ed. Kinsey Report, das sexuelle Verhalten des Mannes. S. Fischer Verlag, 1964; 200 – 236
13. Lendorf A, Junker L, Rosenkilde P. Frequency of erectile dysfunction in a Danish subpopulation. Nord Sexol. 1994; 12: 118 – 124
14. Virag R. Intracavernous injection of Papaverin for erectile failure. Lancet 1982; 2: 928 (Letters to the editor)
15. Wagner G, Green R. Impotence. Plenum New York; 1981

6 Diabetes mellitus und männliche Sexualstörungen

M. Faust

6.1 Definition des Diabetes mellitus

Man versteht unter der Bezeichnung Diabetes mellitus eine Gruppe von Erkrankungen, die mit einer Störung des Kohlenhydratstoffwechsels, vor allem mit einer pathologischen Erhöhung des Nüchtern- oder postprandialen Glukosespiegels im Blut, einhergehen. 1997 hat die WHO den Vorschlag einer Expertenkommission u.a. der Amerikanischen Diabetes Gesellschaft (ADA) zur Neufassung von Diagnose- und Klassifikationskriterien übernommen, die seither weltweit gültig sind [1] Hiernach kann die Diagnose eines Diabetes mellitus dann gestellt werden, wenn der Nüchtern-Glukosespiegel im kapillären Vollblut bei wiederholter Messung mehr als 7,0 mmol/l, entsprechend 126 mg/dl beträgt. Die Diagnose ist auch durch den oralen Glukosetoleranztest (oGTT) möglich. Hierbei gilt ein Wert $\geq$200 mg/dl (= 11,1 mmol/l) zwei Stunden nach oraler Gabe von 75 g Glukoseäquivalent als Beweis für die Stoffwechselerkrankung.

6.2 Klassifikation

Neben den Diagnosekriterien erarbeitete die Expertenkommission auch eine neue Klassifikation des Diabetes mellitus [1]. Demnach werden ein Typ-1- und ein Typ-2-Diabetes unterschieden. Daneben spielt quantitativ der Gestationsdiabetes eine wichtige Rolle, während Sonderformen wie ein sekundärer Diabetes im Rahmen anderer endokrinologischer Störungen (z.B. Akromegalie oder Cushing-Syndrom) quantitativ kaum von Bedeutung sind.

6.2.1 Diabetes mellitus Typ 1

Diese Form ist durch eine autoimmune oder seltener eine idiopathische Zerstörung der pankreatischen Betazellen und somit einem Verlust der Insulinproduktion gekennzeichnet. Bei der in den westlichen Industrieländern vorherrschenden autoimmunen Form finden sich zu Beginn der Erkrankung in einem hohen Prozentsatz Antiköper gegen Inselzellen (ICA) oder Glutamatdecarboxylase (GADA). In der Frühphase der Erkrankung, die sich über Jahre hinziehen kann, kommt es zu einer Insulinitis der Langerhans'schen Zellen des Pankreas und einer zytotoxischen T-Zell-vermittelten Zerstörung der Betazellen. Wenn ca. 90% der Betazellen zerstört sind, reicht die Restsekretion nicht mehr aus, um den Blutzucker in den engen physiologischen Grenzen zu halten. Häufig kommt es dann, insbesondere bei Situationen mit physiologischem Mehrbedarf an Insulin, wie Infektionen oder auch Traumata zur klinischen Erstmanifestation mit den typischen Symptomen einer Hyperglykämie wie Polyurie, Polydypsie sowie verstärkter Müdigkeit und Schwäche. Unbehandelt kommt es schnell zur Entwicklung einer schweren Hyperglykämie und insbesondere zur Entwicklung einer schweren metabolischen Azidose durch verstärkte Ketogenese („diabetische Ketoazidose"). Seit 1922 ist jedoch die Behandlung mit Insulin bekannt, sodass die Bedeutung der Therapie heute weniger in der Abwendung des unmittelbar drohenden Todes, als vielmehr in der Verhinderung von Spätschäden liegt. Der Typ-1-Diabetes manifestiert sich im Kindes- und Jugendalter meist mit drastischen Stoffwechselveränderungen, sodass die Diagnose rasch gestellt werden kann. Das führte auch zu der Bezeichnung „juveniler Diabetes". Neue Studienergebnisse zeigen jedoch, dass auch vermeintlich als Typ-2-Diabetiker klassifizierte Probanden in bis zu 10% autoimmune Phänomene (Nachweis der o.a. Antiköper) aufweisen und im Verlauf rasch Insulin-bedürftig werden [2]. Früher wurde diese Erkrankungsgruppe als „Late autoimmune diabetes of adults" (LADA) bezeichnet. Heute fällt diese Gruppe mit unter die Bezeichnung Typ-1-Diabetes. Insofern ist die Angabe der relativen Häufigkeit des Typ-1-Diabetes in älteren Lehrbüchern, die einen Anteil des Typ-1-Diabetes von etwa 10% an der Gesamtdiabetikerzahl angibt, vermutlich zu gering.

6.2.2 Diabetes mellitus Typ 2

Die weitaus größte Gruppe (früheren Angaben zufolge etwa 90%) der an Diabetes mellitus erkrankten Personen fällt in diesen Subtyp. Er ist durch eine relativ zum Glukosespiegel ungenügende Insulinwirkung (= Insulinresistenz) sowie eine relativ zu geringe Insulinproduktion (= Insulinsekretionsstörung) gekennzeichnet. Dabei sind die absoluten Insulinspiegel insbesondere in der frühen Phase der Erkrankung häufig deutlich höher im Vergleich zu nichtdiabetischen Kontrollpersonen. Die genauen Ursachen der verminderten Wirkung des Insulins bzw. der Resistenz sind weiterhin nicht klar. Vermutet werden aber Postrezeptordefekte. Beim Typ-2-Diabetes werden verschiedene Schäden in dem komplexen System distal des Insulinrezeptors vermutet. Dabei erscheint es aufgrund neuester Studienergebnisse (z. B. Knock-out-Mäuse) eher unwahrscheinlich, dass ein einzelner spezifischer Defekt vorherrscht. Vielmehr ist es vermutlich das Zusammenspiel mehrerer kleinerer Schäden, ggf. auch durch genetische Polymorphismen bedingte Minderfunktionen bestimmter Signalproteine, die zur Entwicklung eines Typ-2-Diabetes beitragen. Dabei sind Umweltfaktoren wie Überernährung und Bewegungsmangel natürlich nicht ausgeklammert, da auch sie wohl über zytokinetische oder hormonelle Einflüsse das komplexe System negativ beeinflussen. Wenn man die Komplexität der vermuteten Pathogenese betrachtet, verwundert es nicht, wenn sich der Typ-2-Diabetes auch klinisch sehr variabel präsentiert. Da neben der Insulin-vermittelten Glukoseaufnahme auch viele andere intrazelluläre Signalwege beim Typ-2-Diabetes verändert sind, findet man neben erhöhten Glukosespiegeln auch zahlreiche andere Pathologika bei Typ-2-Diabetikern. So findet sich regelmäßig eine Veränderung des Lipidstoffwechsels, den man als diabetische Dyslipoproteinämie bezeichnet. Ein Großteil der Patienten weist eine arterielle Hypertonie, eine Hyperurikämie sowie eine Adipositas auf. Die Kombination dieser Symptome nennt man entsprechend auch das metabolische Syndrom. Dies geht mit einem deutlich erhöhten kardiovaskulären Risiko einher.

Klinisch bleibt auch der manifeste Typ-2-Diabetes oft asymptomatisch oder oligosymptomatisch, was eine hohe (bis zu 100% geschätzte) Dunkelziffer bedingt. Bei Erstdiagnose weisen fast 20% der Patienten manifeste Spätschäden auf. Da die Insulinresistenz u. a. eine Funktion des Alters ist, sind die meisten Typ-2-Diabetiker älter. Die früher gebrauchte Bezeichnung „Altersdiabetes" führt aber in die Irre, weil sich inzwischen auch eine beachtliche Zahl Erkrankter im mittleren Lebensalter befinden. Die Diagnose muss leider zunehmend auch im Kindesalter gestellt werden.

6.3 Epidemiologie des Diabetes mellitus

Der Diabetes mellitus ist eine chronische Erkrankung mit hoher Prävalenz und steigender Inzidenz. Derzeit wird geschätzt, dass in Deutschland ca. 4 Millionen Menschen an Diabetes mellitus erkrankt sind [3]. Die Prävalenz wird in der westlichen Welt mit ca. 4–8% angegeben. Da der Typ-2-Diabetes insgesamt deutlich überwiegt und dieser mit dem Alter an Häufigkeit zunimmt, steigt auch die Prävalenz des Diabetes im Alter deutlich an. So liegt die Prävalenz bei über 70-Jährigen bereits bei mindestens 20%. Auswertungen der sehr genauen statistischen Angaben der Diabeteshäufigkeit aus der ehemaligen DDR zeigen, dass die Diabeteshäufigkeit in den vergangenen 30 Jahren beständig angestiegen ist und sich in diesem Zeitraum verachtfacht hat [4]. Das wird international bestätigt.

6.4 Komplikationen des Diabetes mellitus

Diabetische Stoffwechselstörungen können zu einer Vielzahl akuter und chronischer Komplikationen führen.

Zu den wichtigsten akuten Komplikationen zählt bei Insulinmangel (Typ-1-Diabetes) die ketoazidotische Entgleisung. In der Vor-Insulin-Ära führte sie bei den jungen Typ-1-Diabetikern regelmäßig zum Tod. Heute stellt sie noch immer eine lebensbedrohliche Komplikation dar, bei frühzeitiger adäquater Therapie ist sie jedoch heute in der Regel beherrschbar. Bei länger dauernder schwerer Hyperglykämie kann es insbesondere beim Typ-2-Diabetiker zu einem nichtketoazidotischen hyperglykämen (oder hyperosmolaren) Koma mit schwerer Dehydratation kommen. Auch dies stellt eine ernsthafte Komplikation mit hoher Letalität dar. Als weitere akute Komplikation ist die Hypoglykämie, die ebenfalls zur Bewusstlosigkeit führen kann, zu nennen. Sie ist praktisch immer iatrogen verursacht.

Von besonderer, auch gesundheitsökonomischer Bedeutung sind die chronischen Komplikationen des Diabetes mellitus, die als sog. Spätschäden bezeichnet werden. Letzter Begriff ist deshalb nicht glücklich gewählt, weil bereits bei Diagnosestellung des Typ-2-Diabetes bis zu 20% „Spätschäden" festzustellen sind. Man unterscheidet mikro- und makrovaskuläre Komplikationen.

Die mikrovaskulären Schäden können die Netzhaut (proliferative oder nichtproliferative Retinopathie sowie als diabetische Makulopathie), die Nieren (diabetische Nephropathie) oder die peripheren (diabetische Polyneuropathie) sowie autonomen Nerven (diabetische autonome Neuropathie) betreffen. Die genaue Pathogenese der diabetischen mikrovaskulären Komplikationen ist weiterhin ungeklärt. Gesichert scheint jedoch, dass ihre Entstehung durch länger anhaltende Hyperglykämie (schlechte Blutzuckereinstellung), genetische Prädisposition sowie die Addition weiterer schädlicher Einflüsse, z. B. Nikotin oder arterielle Hypertonie, beeinflusst wird. Pathobiochemisch scheinen bei der Genese von diabetischen Mikroangiopathien die Aktivierung der Proteinkinase C (PKC) sowie die verstärkte nichtenzymatische Glykierung von Proteinen (AGEs) eine Rolle zu spielen.

Der einzig kausale Therapieansatz zur Vermeidung und Behandlung mikrovaskulärer Komplikationen ist die Verbesserung der Blutzuckereinstellung. Dies wurde durch große kontrollierte und randomisierte Studien sowohl für Typ-1-Diabetiker (DCCT-Studie) als auch für den Typ-2-Diabetes (UKPDS) gezeigt [5,6]. Unter einer verbesserten Blutzuckereinstellung kam es in diesen Studien zu einer 26–76% Reduktion des Neuauftretens mikrovaskulärer Komplikationen und bereits vorhandene Schäden wurden in ihrer Progression gebremst; zum Teil wurde eine (Teil-)Remission erreicht. Dabei konnte kein Schwellenwert ermittelt werden, der das Auftreten von mikrovaskulären Komplikationen sicher vorhersagt. Insofern ist heute nach indivi-

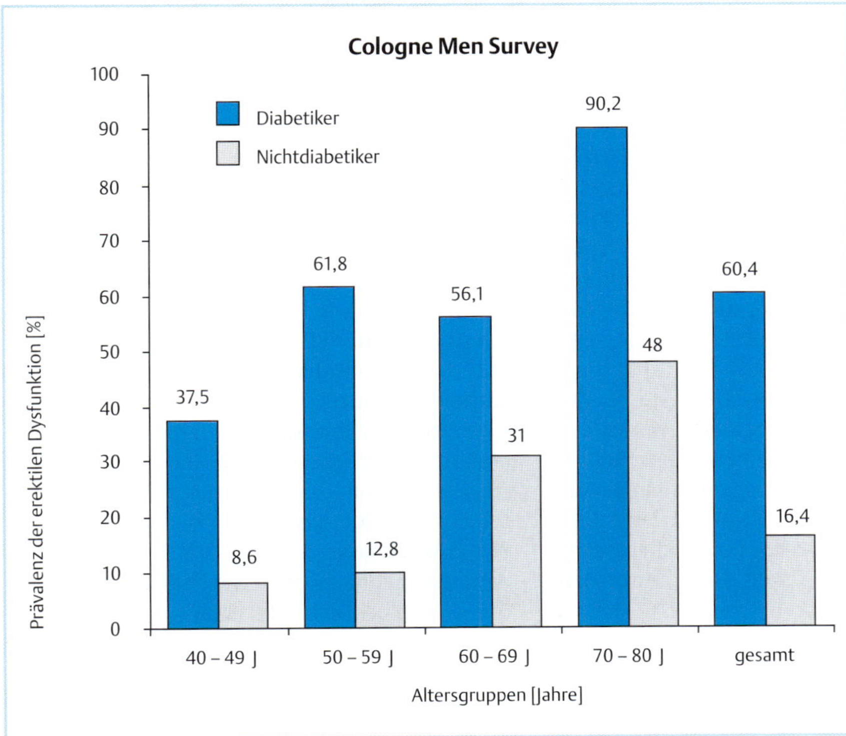

Abb. 6.1 Prävalenz der ED bei Diabetikern und Nichtdiabetikern.

dueller Abwägung der Risiken eine normnahe Blutzuckereinstellung Therapieziel.

Diabetiker weisen ein exzessiv gesteigertes Risiko für die Entwicklung kardiovaskulärer Erkrankungen wie koronare Herzerkrankung (KHK), periphere arterielle Verschlusskrankheit (pAVK) und Arteriosklerose der hirnversorgenden Arterien auf. Neueren Studien zufolge ist beispielsweise das Risiko für Typ-2-Diabetiker kardiovaskulär zu versterben, etwa gleich hoch, wie für Nichtdiabetiker nach einem Myokardinfarkt [7]. Entsprechend sind kardiovaskuläre Ereignisse auch mit Abstand die Haupttodesursache bei Diabetikern. Subgruppenanalysen großer Interventionsstudien bezüglich Hyperlipidämie [8,9] oder Hypertonie [10] belegen, dass insbesondere Diabetiker von einer gleichzeitigen Optimierung des Lipidstoffwechsels sowie der Blutdruckwerte profitieren. Schließlich treten bei Diabetikern Komplikationen auf, bei deren Genese ein komplexes Zusammenspiel mikro- und makrovaskulärer Schäden ursächlich ist. Hierzu zählen z.B. das diabetische Fußsyndrom, aber auch sexuelle Funktionsstörungen.

6.5 Sexuelle Funktionsstörungen

Seit vielen Jahrzehnten ist das gehäufte Auftreten von sexuellen Funktionsstörungen bei Patienten mit Diabetes mellitus bekannt. In der Vor-Insulin-Ära dominierte bei jüngeren Diabetikern insbesondere die Unfruchtbarkeit bzw. die Zeugungsunfähigkeit. Insbesondere nach Einführung der intensivierten Insulintherapie sind diese Störungen jedoch stark in den Hintergrund getreten. Heute dominieren bei männlichen Diabetikern die ED sowie Ejakulationsstörungen, bei der Frau Lubrikationsstörungen, Vaginismus und Dyspareunie.

Die sexuellen Funktionsstörungen der weiblichen Diabetiker sind sehr schlecht untersucht. Es finden sich keine systematischen Publikationen zur Epidemiologie, Pathophysiologie oder zu Therapiemöglichkeiten. Die publizierte Literatur für den Mann bezieht sich auf die erektile Dysfunktion, vermutlich weil diese besser definier- und quantifizierbar erscheint. Zu Ejakulationsstörungen findet sich kaum Literatur.

6.5.1 Ätiologie und Pathogenese der ED

Bei Diabetikern finden sich drei pathosphysiologische Komponenten, die eine gestörte Erigierbarkeit des Penis zur Folge haben können:

6.5.1.1 Psychogene Einflüsse

Neben den proerektilen neuronalen Einflüssen können, insbesondere bei Stress, Depressionen und anderen psychogenen Belastungssituationen, hemmende Signale über das sympathische Nervensystem zu einer Störung der Erektion führen. Einige Untersuchungen zeigen, dass bei Diabetikern eine Reihe solcher Störfaktoren, wie Angst vor Erektionsstörungen, reaktive Depressionen usw. zu eruieren sind [11]. Dennoch wird die Häufigkeit „reiner" psychogener Erektionsstörungen bei Diabetikern nur mit 10–20% angegeben. Insbesondere aber bei beginnender somatischer Erektionsstörung können Ängste vor erneutem „Versagen" die somatische Störung verstärken und somit einen Circulus vitiosus einleiten.

6.5.1.2 Neuropathische Störungen

Sowohl die sensomotorische, als auch die autonome Neuropathie ist eine typische Komplikation eines länger bestehenden Diabetes mellitus. Bei der komplexen neurogenen Steuerung der Erektion ist es daher nicht verwunderlich, dass die neurogenen Störungen die wohl wesentlichste Ursache der ED beim Diabetiker darstellen. Hierfür finden sich auch zahlreiche experimentelle wie klinische Beweise. So konnte beispielsweise eine verminderte Nervenleitgeschwindigkeit (NLG) des Nervus dorsalis pedis [12] neben anderen elektrophysiologischen Pathologika gezeigt werden. Durch kavernöse Elektromyographie konnte auch direkt eine veränderte elektrische Aktivität der glatten Gefäßmuskelzellen als Zeichen einer autonomen Dysregulation und Degeneration nachgewiesen werden [13]. Schließlich weist auch die hohe Koinzidenz der neurogenen Blasenentleerungsstörung und der ED bei Diabetikern auf eine gemeinsame neurogene Pathologie hin, da die spinalen Zentren für die Blasenentleerung auf gleicher Höhe zu den spinalen Erektionszentren liegen [14].

6.5.1.3 Vaskuläre Störungen

Neben der neurogenen Störung ist insbesondere bei fortschreitendem Lebensalter der Diabetiker ein vaskulärer Defekt von Bedeutung. Diabetiker per se weisen ein deutlich erhöhtes Risiko für die Entwicklung arteriosklerotischer Komplikationen auf. Insbesondere arteriosklerotische Stenosierungen im Beckenarterienbereich können zu einer verminderten arteriellen Durchblutung des Penis führen. So wiesen beispielsweise in einer dopplersonographischen Untersuchung der penilen Arterien bei Diabetikern mit ED 70 – 96% ein pathologisches Strömungssignal und 60% sogar arterielle Verschlüsse auf [15].

6.5.1.4 Störungen der NO-Synthese

Die Erektion des männlichen Gliedes ist auf einen verstärkten arteriellen Zustrom bei gleichzeitiger Drosselung des venösen Abflusses aus dem kavernösen Raum zurückzuführen [16]. Hierfür ist eine Relaxation glatter kavernöser Muskelzellen verantwortlich. Die Relaxation wiederum wird durch das zyklische Guanosylmonophosphat (cGMP) gefördert, welches unter dem Einfluss der Guanylzyklase aus Guanosintriphosphat gebildet wird [17]. NO^-, das unter dem Einfluss der NO-Synthetase gebildet wird, ist ein potenter Aktivator der Guanylzyklase. Die NO-Synthetase ist im kavernösen Raum in Endothelzellen (eNOS), insbesondere aber in den Enden nichtadrenerger-nichtcholinerger Nervenfasern (nNOS) lokalisiert [18 – 20]. Bei isolierten Corpus-cavernosus-Zellverbänden von diabetischen Patienten konnte gezeigt werden, dass sowohl die neurogene, als auch die Endothel-abhängige Relaxation gestört war [21]. Ähnliche Ergebnisse zeigten sich im Verlauf bei Kaninchen, die durch eine Alloxan-Behandlung diabetisch wurden [22]. In anderen Versuchsreihen zeigte sich, dass eine reduzierte Stimulierbarkeit kavernösen Gewebes von Diabetikern durch eine elektrische Feldstimulation mit einer verminderten NO-Produktion assoziiert war [23]. Man vermutet als Mechanismen für die verminderte NO-Produktion bei Diabetikern die vermehrte Bildung von AGEs oder die Inaktivierung von NO^- durch das gehäufte Vorkommen von freien Radikalen [24].

6.5.1.5 Endokrine Störungen

Im Gegensatz zu früheren Vermutungen finden sich bei Diabetikern kaum erniedrigte Spiegel für Gesamt- [25] oder freies Testosteron [26]. Trotzdem liegen die Spiegel eher im unteren Normbereich. Neuen Erkenntnissen zu Folge könnte die Insulinresistenz zu einer Veränderung der pulsatilen Freisetzung der Gonadotropine führen. Die niedrig normalen Testosteronspiegel können einen bei Diabetikern häufiger beobachteten Libidoverlust, wohl kaum aber die ED bei erhaltender Libido erklären.

6.5.2 Therapie der ED bei Diabetes mellitus

Da sich die Mehrzahl der Erektionsstörungen bei Diabetikern auf neuropathische Defekte zurückführen lässt, ist eine kausale Therapie dieser typisch diabetischen Komplikation wünschenswert. Der bisher einzige bekannte kausale Therapieansatz ist eine Verbesserung der Blutzuckereinstellung. In großen kontrollierten Studien konnte sowohl für Typ-1-Diabetiker [5], als auch für Typ-2-Diabetiker [6] eine signifikante Reduktion des Auftretens einer Polyneuropathie unter einer intensiveren und damit besseren Blutzuckereinstellung nachgewiesen werden. Vorhandene Polyneuropathien wurden in ihrer Progression gebremst, z.T. konnte eine Regression erreicht werden. Leider wurden in keiner der beiden Studien spezifisch sexuelle Funktionsstörungen wie die erektile Dysfunktion untersucht. Insofern fehlen bislang evidenzbasierte Daten, dass eine verbesserte Blutzuckereinstellung tatsächlich zu einer Optimierung der erektilen Funktion führt.

Deshalb bleibt die Therapie der erektilen Dysfunktion bei Diabetikern symptomatisch. Sie unterscheidet sich nicht von der Behandlung der erektilen Dysfunktion anderer Genese. Die häufigsten Therapieformen sind die orale Applikation von Apomorphin, die intraurethrale Anwendung von Prostaglandin E1 (MUSE-Therapie), die Schwellkörperautoinjektions-Therapie mit Prostaglandin E1 (SKAT-Therapie), mechanische Erektionshilfen wie Vakuumpumpe und venöse Flow-Controller sowie operative Maßnahmen wie venöse Sperroperationen und Implantation von Prothesen. Bei nachgewiesener relevanter arterieller Minderperfusion kann eine arterielle Revaskularisierung hilfreich sein. Bei psychogener Komponente sollte man eine begleitende Psychotherapie, ggf. auch eine Paartherapie, anbieten.

Mit der Einführung von PDE-5-Inhibitoren steht auch für die Therapie der ED bei Diabetikern ein neue Erfolg versprechende Strategie zur Verfügung. PDE-5-Inhibitoren hemmen die Phosphodiesterase (PDE)-Typ-5 und somit kompetitiv den Abbau von cGMP. In einigen größeren Studien wurde die Wirksamkeit und Sicherheit auch an diabetischen Kollektiven untersucht [27]. Die Erfolgsrate bei der Anwendung von Sildenafil wurde mit 50–60% angegeben. Sie liegt somit unter der Erfolgsrate bei Nichtdiabetikern, aber in vergleichbarer Höhe mit anderen Therapiestrategien bei Diabetikern.

Ebenso kann auf die Entwicklung neuerer, hoch potenter und selektiver PDE-Hemmer verwiesen werden. Insbesondere Vardenafil ist zu nennen, das Erfolgsraten von bis zu 72% bei Diabetikern erreichte. Durch die hohe Selektivität ergibt sich auch ein geringes Nebenwirkungsspektrum. Darüber hinaus befinden sich derzeit Hemmstoffe der Proteinkinase C (PKC) in klinischer Prüfung. Da die PKC als ein Schlüsselprotein bei der Entstehung oder Akzeleration diabetischer Spätschäden gilt, wäre hier in mittelfristiger Zukunft evtl. auch ein kausaler Therapieansatz denkbar.

6.5.3 Epidemiologie der ED bei Diabetes mellitus

Obwohl man die erektile Dysfunktion bei Diabetes mellitus bereits im Mittelalter (z.B. Rollo 1798) beschrieben hat und nach Schätzungen des „Bureau of Health Statistic“ in den USA ca. 40% aller Patienten mit erektiler Dysfunktion Diabetiker sind, finden sich nur wenige systematische Untersuchungen über die Häufigkeit der erektilen Dysfunktion bei Diabetikern. Für die Bewertung der Daten kommt erschwerend hinzu, dass die Angaben zwischen den Untersuchungen zum Teil erheblich schwanken und bei vielen Untersuchungen Kontrollkollektive fehlen.

Man nahm bisher an, dass 30–50% aller männlichen Diabetiker eine erektile Dysfunktion haben. Die Inkonsistenz der Daten ist zum Teil dadurch zu erklären, dass die Häufigkeit der erektilen Dysfunktion zum einen mit dem Alter, zum anderen mit der Dauer des Diabetes korreliert. So lag die Prävalenz in einer Studie an 541 männlichen Diabetikern in einem Krankenhaus der Regelversorgung in der Altersgruppe der 20–24-Jährigen bei 6%, in der Gruppe der 55–99-Jährigen bei 53% und in der Gruppe der über 70-Jährigen bei 95% [28]. Ähnliche Ergebnisse zeigte eine Studie an Typ-1-Diabetikern mit einer mindestens 10-jährigen Diabetesdauer. Hier lag die Prävalenz in der Altersgruppe 21.–30. Lebensjahr bei 1,1%. In der Gruppe der 30–60-Jährigen stieg sie auf 55% und sie lag bei 75% bei den über 60-Jährigen [29].

Die Prävalenz der erektilen Dysfunktion liegt somit bei Diabetikern deutlich höher als in vergleichbaren nichtdiabetischen Kollektiven. So war die Häufigkeit beispielsweise in der Massachusetts Male Aging Study (1290 Männer im Alter von 40–70 Jahren) im diabetischen Kollektiv mit 28% etwa dreimal so hoch wie im nichtdiabetischen Kollektiv mit 9,6% [30].

Die erheblichen Schwankungen bei den Angaben zur Häufigkeit der erektilen Dysfunktion bei Diabetikern sind möglicherweise auch durch die relative Unschärfe der Definition der Erkrankung, der Schwierigkeit einer exakten Messung, wohl aber auch durch die Tabuisierung bei Betroffenen und Therapeuten zu erklären. So schwankte die Prävalenz in einer Erhebung des Forums Qualitätssicherung in der Diabetologie an Diabeteszentren und -schwerpunktpraxen in Deutschland bei einem vergleichbaren Kollektiv zwischen 1 und 60% [31]! Insofern ist ein praktikables und validiertes Instrumentarium, wie es mit dem KEED vorliegt, aus internistisch-diabetologischer Sicht sehr hilfreich.

Die nun vorliegenden Ergebnisse des „Cologne Male Survey“ sind in mehrfacher Hinsicht von besonderer Bedeutung. Mit über 4000 Probanden ist es die weltweit größte epidemiologische Erhebung zur Erfassung von Prävalenz und Inzidenz der ED. Zum anderen handelt es sich um eine auf die Bevölkerung bezogene Untersuchung und unterliegt somit nicht dem Bias einer Vorselektion durch Erhebungen in Krankenhäusern oder Arztpraxen. Schließlich ist es die erste große epidemiologische Studie in Deutschland zur Bestimmung der Häufigkeit der ED.

Die Ergebnisse der Diabetiker zeigen, dass die Prävalenz der ED bei Diabetikern mit 60,4% über alle Altersgruppen ca. 3,5fach höher liegt als im nichtdiabetischen Kollektiv (Abb. 6.1). Sie liegt somit höher als es frühere Untersuchungen und Einschätzungen angeben. Wie in vorhergehenden Studien auch steigt die Prävalenz mit dem Alter an. Besonders alarmierend ist es jedoch, dass die Prävalenz der ED im Kollektiv der unter 60-Jährigen bei den Diabetikern vier- bis fünfmal höher liegt als bei Nichtdiabetikern.

Literatur

1. Report of the Expert Committee on the Diagnosis and Classification of Diabetes Mellitus. Diabetes Care 1997; 20: 1183 – 1197
2. Turner R, Stratton I, Horton V, et al. UKPDS 25: autoantibodies to islet-cell cytoplasm and glutamic acid decarboxylase for prediction of insulin requirement in type 2 diabetes. UK Prospective Diabetes Study Group. Lancet 1997; 350: 1288 – 1293.
3. Hauner H, von Ferber L, Koster I. Schätzung der Diabeteshäufigkeit in der Bundesrepublik Deutschland anhand von Krankenkassendaten. Dtsch Med Wochenschr 1992; 117: 645 – 650
4. Michaelis D, Jutzi E, Vogt L. Epidemiology of insulin-treated diabetes mellitus in the East-German population: differences in long-term trends between incidence and prevalence rates. Diabete Metab 1993; 19: 110 – 115
5. The effect of intensive treatment of diabetes on the development and progression of long-term complications in insulin-dependent diabetes mellitus. The Diabetes Control and Complications Trial Research Group. N Engl J Med 1993; 329: 977 – 986
6. Intensive blood-glucose control with sulphonylureas or insulin compared with conventional treatment and risk of complications in patients with type 2 diabetes (UKPDS 33). UK Prospective Diabetes Study (UKPDS) Group. Lancet 1998; 352: 837 – 853
7. Haffner SM, Lehto S, Ronnemaa T, Pyorala K, Laakso M. Mortality from coronary heart disease in subjects with type 2 diabetes and in nondiabetic subjects with and without prior myocardial infarction. N Engl J Med 1998; 339: 229 – 234
8. Pyorala K, Pedersen TR, Kjekshus J, Faergeman O, Olsson AG, Thorgeirsson G. Cholesterol lowering with simvastatin improves prognosis of diabetic patients with coronary heart disease. A subgroup analysis of the Scandinavian Simvastatin Survival Study (4 S). Diabetes Care 1997; 20: 614 – 620
9. MRC/BHF Heart Protection Study of cholesterol lowering with simvastatin in 20,536 high-risk individuals: a randomised placebo-controlled trial. Lancet 2002; 360: 7 – 22
10. Hansson L, Zanchetti A, Carruthers SG et al. Effects of intensive blood-pressure lowering and low-dose aspirin in patients with hypertension: principal results of the Hypertension Optimal Treatment (HOT) randomised trial. HOT Study Group. Lancet 1998; 351: 1755 – 1762
11. Jensen SB. Diabetic sexual dysfunction: a comparative study of 160 insulin treated diabetic men and women and an age-matched control group. Arch Sex Behav 1981; 10: 493 – 504.
12. Kaneko S, Bradley WE. Penile electrodiagnosis. Value of bulbocavernosus reflex latency versus nerve conduction velocity of the dorsal nerve of the penis in diagnosis of diabetic impotence. J Urol 1987; 137 : 933 – 935
13. Stief CG, Djamilian M, Anton P, de Riese W, Allhoff EP, Jonas U. Single potential analysis of cavernous electrical activity in impotent patients: a possible diagnostic method for autonomic cavernous dysfunction and cavernous smooth muscle degeneration. J Urol 1991; 146 : 771 – 776
14. Buvat J, Lemaire A, Buvat-Herbaut M, Guieu JD, Bailleul JP, Fossati P. Comparative investigations in 26 impotent and 26 nonimpotent diabetic patients. J Urol 1985; 133 : 34 – 38
15. Jevtich MJ, Kass M, Khawand N. Changes in the corpora cavernosa of impotent diabetics: comparing histological with clinical findings. J Urol (Paris) 1985; 91 : 281 – 285
16. Sullivan ME, Thompson CS, Dashwood MR, et al. Nitric oxide and penile erection: is erectile dysfunction another manifestation of vascular disease? Cardiovasc Res 1999; 43 : 658 – 665
17. Martinez-Pineiro L, Trigo-Rocha F, Hsu GL, von Heyden B, Lue TF, Tanagho EA. Cyclic guanosine monophosphate mediates penile erection in the rat. Eur Urol 1993; 24 : 492 – 499

18. Burnett AL, Lowenstein CJ, Bredt DS, Chang TS, Snyder SH. Nitric oxide: a physiologic mediator of penile erection. Science 1992; 257:401 – 403
19. Burnett AL, Tillman SL, Chang TS et al. Immunohistochemical localization of nitric oxide synthase in the autonomic innervation of the human penis. J Urol 1993; 150:73 – 76
20. Alm P, Larsson B, Ekblad E, Sundler F, Andersson KE. Immunohistochemical localization of peripheral nitric oxide synthase-containing nerves using antibodies raised against synthesized C- and N-terminal fragments of a cloned enzyme from rat brain. Acta Physiol Scand 1993; 148:421 – 429
21. Saenz de Tejada I, Goldstein I, Azadzoi K, Krane RJ, Cohen RA. Impaired neurogenic and endothelium-mediated relaxation of penile smooth muscle from diabetic men with impotence. N Engl J Med 1989; 320:1025 – 1030
22. Azadzoi KM, Saenz de Tejada I. Diabetes mellitus impairs neurogenic and endothelium-dependent relaxation of rabbit corpus cavernosum smooth muscle. J Urol 1992; 148:1587 – 1591
23. Pickard RS, King P, Zar MA, Powell PH. Corpus cavernosal relaxation in impotent men. Br J Urol 1994; 74:485 – 491
24. Laight DW, Carrier MJ, Anggard EE. Antioxidants, diabetes and endothelial dysfunction. Cardiovasc Res 2000; 47:457 – 464
25. Kolodny RC, Kahn CB, Goldstein HH, Barnett DM. Sexual dysfunction in diabetic men. Diabetes 1974; 23: 306 – 309
26. Vermeulen A, Stoica T, Verdonck L. The apparent free testosterone concentration, an index of androgenicity. J Clin Endocrinol Metab 1971; 33: 759 – 767
27. Rendell MS, Rajfer J, Wicker PA, Smith MD. Sildenafil for treatment of erectile dysfunction in men with diabetes: a randomized controlled trial. Sildenafil Diabetes Study Group. Jama 1999; 281: 421 – 426
28. McCulloch DK, Campbell IW, Wu FC, Prescott RJ, Clarke BF. The prevalence of diabetic impotence. Diabetologia 1980; 18: 279 – 283
29. Klein R, Klein BE, Lee KE, Moss SE, Cruickshanks KJ. Prevalence of self-reported erectile dysfunction in people with long-term IDDM. Diabetes Care 1996; 19: 135 – 141
30. Feldman HA, Goldstein I, Hatzichristou DG, Krane RJ, McKinlay JB. Impotence and its medical and psychosocial correlates: results of the Massachusetts Male Aging Study. J Urol 1994; 151: 54 – 61
31. Merfort F, Lau K, Risse A. Häufigkeit der Erektilen Dysfunktion (ED) in Krankenhäusern und Praxen mit unterschiedlichem Versorgungsschwerpunkt. Diabetes und Stoffwechsel 1997; 6: 25

7 Risikofaktor kardiale Erkrankungen

S. Rosenkranz, E. Erdmann

7.1 Kardiovaskuläre Risikofaktoren und ED

Die Prävalenz der ED zeigt eine deutliche Abhängigkeit vom Lebensalter und von bestimmten Risikofaktoren. Nach der Massachusetts-Male-Aging-Studie (MMAS) leiden 52% der 40- bis 70-jährigen Männer an einer erektilen Dysfunktion. Dabei beträgt die Prävalenz in der Gruppe der 40-Jährigen 38% und bei den 70-Jährigen 67% [1]. Ätiologisch unterscheidet man zwischen organischen und psychogenen Ursachen. Die Risikofaktoren für eine organisch bedingte erektile Dysfunktion gleichen nahezu denen der koronaren Herzerkrankung (KHK). So kommen neben dem Lebensalter dem Diabetes mellitus, der arteriellen Hypertonie, der Hypercholesterinämie und dem Rauchen eine entscheidende Bedeutung zu [2]. Diese Faktoren führen mittelfristig zu einer endothelialen Dysfunktion, die in der Pathogenese sowohl arteriosklerotischer Gefäßveränderungen als auch der erektilen Dysfunktion eine wichtige Rolle spielt (Abb. 7.**1 a**).

Entsprechend der Gemeinsamkeit der Risikofaktoren besteht eine hohe Koinzidenz zwischen der erektilen Dysfunktion und kardiovaskulären Erkrankungen (Abb. 7.**1 b**) [3 – 5]. Zudem kann sowohl sexuelle Aktivität per se als auch die medikamentöse Behandlung der erektilen Dysfunktion mit PDE-5-Hemmern durch hämodynamische Effekte und Wechselwirkungen mit Nitraten zur Dekompensation instabiler kardialer Erkrankungen führen. Daher sollte man Patienten mit erektiler Dysfunktion vor Einleitung einer medikamentösen Therapie stets kardiologisch untersuchen.

7.2 Koinzidenz kardiovaskulärer Erkrankungen und ED

In der „Cologne Male Survey" wird eine hohe Koinzidenz von erektiler Dysfunktion und verschiedenen kardiovaskulären Erkrankungen beobachtet. So lag die Prävalenz der erektilen Dysfunktion bei Patienten mit arterieller Hypertonie (35,9%), Gefäßerkrankungen (49,3%) und Herzinsuffizienz (57,9%) jeweils signifikant höher als bei Patienten ohne arterielle Hypertonie (15,8%), Gefäßerkrankungen (16,5%) und Herzinsuffizienz (17,3%). Diese Daten stehen im Einklang mit publizierten Daten bei Patienten mit kardiovaskulären Erkrankungen. Erstaunlicherweise zeigte sich jedoch im Gegensatz zu anderen Studien (Abb. 7.**1 b**) kein Zusammenhang zwischen aktuellem Nikotinkonsum und erektiler Dysfunktion.

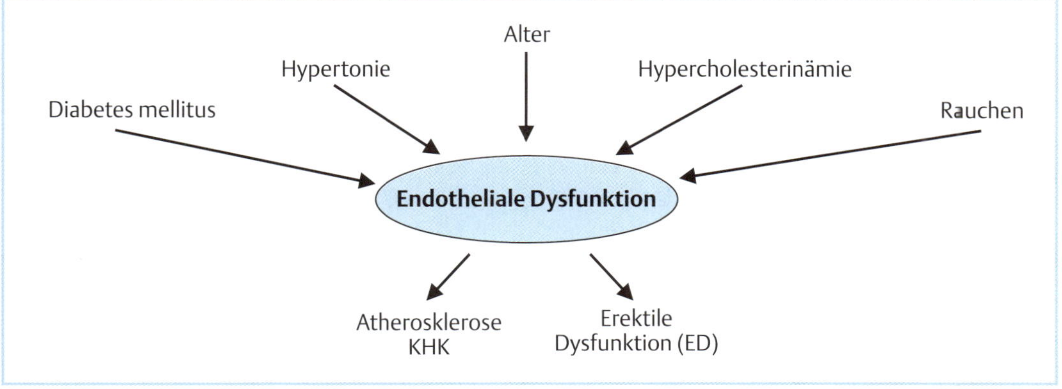

Abb. 7.**1 a** Gemeinsame Risikofaktoren der KHK und der ED beeinträchtigen die Endothelfunktion.

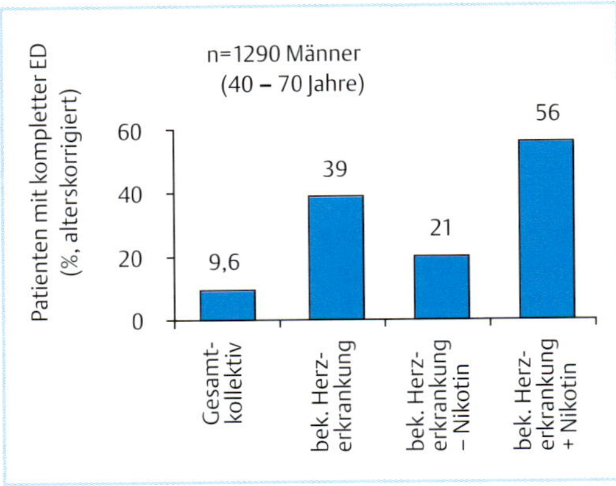

Abb. 7.**1 b** Erhöhte Prävalenz der ED bei Patienten mit behandelten Herzerkrankungen (links), insbesondere bei Rauchern (rechts) (nach Feldman; 1994).

7.2.1 Arterielle Hypertonie

Die arterielle Hypertonie ist ein bedeutender Faktor für das Entstehen einer erektilen Dysfunktion. Bei Hypertonikern wird die Prävalenz der erektilen Dysfunktion bei unbehandelter Hypertonie zwischen 7 und 44%, und bei antihypertensiver Therapie zwischen 16 und 58% angegeben [4,5]. Die Massachusetts-Male-Aging-Studie (MMAS) zeigte an 1290 Männern, dass die alterskorrigierte Wahrscheinlichkeit für das Auftreten einer ED positiv mit dem Vorhandensein einer arteriellen Hypertonie sowie einer antihypertensiven Medikation korreliert [6]. In der MMAS lag die Rate der kompletten erektilen Dysfunktion (keine Erektion möglich) bei unbehandelten Hypertonikern mit 15% und bei behandelten Hypertonikern mit 14% signifikant höher als im Gesamtkollektiv (9,6%). Dabei korrelierte die Prävalenz der erektilen Dysfunktion mit der Höhe des systolischen Blutdrucks [7].

Der ätiologische Zusammenhang zwischen arterieller Hypertonie und erektiler Dysfunktion ist in hypertoniebedingten Schädigungen der Gefäßwand sowie in medikamentöser Blutdrucksenkung und spezifischen Medikationseffekten zu suchen. Grundsätzlich erscheint die Koinzidenz von erektiler Dysfunktion und arterieller Hypertonie plausibel, da die NO/cGMP-vermittelten Mechanismen der penilen Erektion und die ebenfalls NO/cGMP-vermittelten Mechanismen der Vasodilatation, die im Rahmen der Blutdruckregulation eine wichtige Rolle spielen, bei der erektilen Dysfunktion und der arteriellen Hypertonie beeinträchtigt sind [8]. So führt die chronische Hypertonie im Bereich der Gefäße und des Schwellkörpers zu einer endothelialen Dysfunktion mit Reduktion der NO-Synthese und zu einer gesteigerten Produktion von vasoaktiven Substanzen wie Endothelin-1 [9]. Diese Mechanismen lassen den Muskeltonus des Schwellkörpers ansteigen und wirken damit einer Erektion entgegen. Darüber hinaus induzieren sie durch vasoproliferative Effekte die Bildung arteriosklerotischer Läsionen, die ebenfalls eine erektile Dysfunktion begünstigen.

7.2.2 Koronare Herzkrankheit

Entsprechend der Gemeinsamkeit der Risikofaktoren wird in epidemiologischen Studien eine hohe Koinzidenz von erektiler Dysfunktion und KHK beobachtet [10,11]. Das Ausmaß der erektilen Dysfunktion korreliert dabei in einer Studie an 40 Patienten mit durchgeführten Koronarangiographien mit der Anzahl der durch die Arteriosklerose betroffenen Koronargefäße [11]. Daher besteht auch bei Patienten mit erektiler Dysfunktion ohne pektanginöse Beschwerdesymptomatik die Möglichkeit einer okkulten KHK. Während des Geschlechtsverkehrs kann es bei diesen Patienten zu relevanten Ischämiereaktionen und Rhythmusstörungen kommen [12,13]. Vor der medikamentösen Therapie einer erektilen Dysfunktion sollte daher insbesondere bei Patienten mit ausgeprägtem Risikoprofil eine KHK-Diagnostik erfolgen [14]. Neben arteriosklerotischen Veränderungen und einer gestörten Endothelfunktion sind für die erektile Dysfunktion bei KHK-Patienten auch psychogene Aspekte von Bedeutung. Bei Patienten nach Myokardinfarkt ist die Koitusfrequenz in 22–75% der Fälle dauerhaft herabgesetzt [3]. Als häufigste Ursachen für die verminderte sexuelle Aktivität mit erektiler Dysfunktion werden bei diesen Patienten Ängste sowohl des Betroffenen als auch des Sexualpartners vor Reinfarkt und Tod angegeben. Insgesamt ist der koitale Tod jedoch sehr selten und beträgt lediglich 0,2 bis 0,6% der plötzlichen Todesfälle [15].

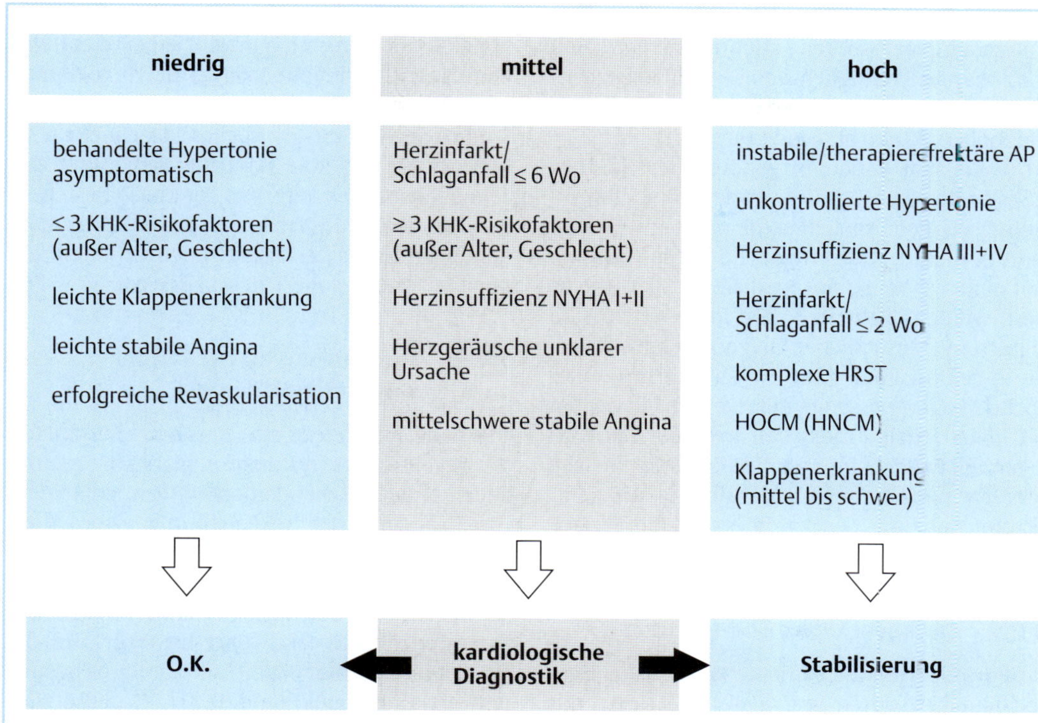

Abb. 7.**2** Einteilung von Patienten mit kardialen Erkrankungen bezüglich des sexualitätsbezogenen Risikos nach dem „Princeton Consensus Panel" (nach DeBusk et al.; 2000).

7.2.3 Herzinsuffizienz

Bei Patienten mit manifester Herzinsuffizienz ist eine erhöhte Prävalenz der erektilen Dysfunktion im Vergleich zur Normalbevölkerung beschrieben [5]. Insbesondere in den fortgeschrittenen Stadien (NYHA III – IV) erklärt sich die herabgesetzte Erektionsfähigkeit in einer generellen Leistungsminderung mit eingeschränkter körperlicher Leistungsfähigkeit und Belastungsdyspnoe. Darüber hinaus dürften sich auch Herzinsuffizienz-Medikamente (Betablocker, Diuretika) negativ auf die Erektionsfähigkeit auswirken. Es muss darauf hingewiesen werden, dass bei Patienten mit fortgeschrittener Herzinsuffizienz (NYHA III – IV) während körperlicher Aktivitäten z. B. Geschlechtsverkehr durchaus die Gefahr einer kardialen Dekompensation besteht. Bei einem Patienten mit Herzinsuffizienz NYHA III und sekundärer pulmonaler Hypertonie, der mit einem „Chronicle Device" (Messung der Drücke im kleinen Kreislauf) ausgestattet war, wurde während des Geschlechtsverkehrs ein beachtlicher Anstieg des pulmonal-arteriellen Druckes gemessen, unter dem der Patient zwar asymptomatisch war, aber gelegentlich Vorhofflimmern entwickelte [16].

Insgesamt ist die Gefährdung von Patienten mit stabilen Herz-Kreislauf-Erkrankungen durch Geschlechtsverkehr als gering einzuschätzen. Diese Patienten sollten ermutigt werden, sexuell aktiv zu sein und sich auch anderweitig körperlich zu betätigen. Ein erhöhtes Risiko während des Geschlechtsverkehrs besteht bei dekompensierten kardialen Erkrankungen (instabile Angina pectoris, Herzinsuffizienz NYHA III – IV, dekompensierte Vitien, komplexe Herzrhythmusstörungen), sodass diesen Patienten von sexueller

Aktivität abzuraten ist. Nach dem „Princeton Consensus Panel“ sollten Patienten mit kardialen Erkrankungen bezüglich des sexualitätsbezogenen Risikos in solche mit niedrigem, mittlerem oder hohem Risiko eingeteilt werden (Abb. 7.**2**).

Die meisten Patienten gehören der Niedrigrisikogruppe an, und diese Patienten sollten ermutigt werden, sexuell aktiv zu sein. Ebenso kann in diesem Kollektiv eine erektile Dysfunktion ohne Erhöhung des kardialen Risikos therapiert werden. Patienten mit mittlerem Risiko sollten einer zusätzlichen Diagnostik bzw. Therapie zugeführt und dann in die Niedrig- oder Hochrisikogruppe eingeteilt werden. Patienten mit hohem Risiko muss von sexueller Aktivität abgeraten werden, bis spezifische therapeutische Interventionen zu einer Stabilisierung mit signifikanter Senkung des kardiovaskulären Risikos führen [14].

7.3 Kardiovaskuläre Therapie und ED

Kardiovaskuläre Medikamente können die Erektionsfähigkeit durch vasodilatative Effekte mit Verminderung des arteriellen Blutflusses in die Corpora cavernosae sowie durch klassen- und substanzspezifische Effekte der verwendeten Pharmaka beeinträchtigen. Die verschiedenen Medikamente unterscheiden sich erheblich in ihrem Einfluss auf die Sexualfunktionen [7]. Insbesondere nichtselektive Betablocker und Diuretika (v. a. Thiazide und Spironolacton) können – besonders in Kombination – zu Potenzstörungen im Sinne einer erektilen Dysfunktion führen [3,7,17]. Demgegenüber tritt diese unerwünschte Nebenwirkung bei β_1-selektiven Betablockern und anderen Substanzklassen (Kalziumantagonisten, Alphablocker, ACE-Hemmer, Angiotensin-AT_1-Rezeptor-Antagonisten) nicht oder nur selten auf. Zu bedenken ist, dass dieser mögliche Medikationseffekt zu einer erheblichen Einschränkung der Lebensqualität der Patienten führt und darüber hinaus auch eine Verminderung der Patientencompliance (Therapieabbruch in bis zu 8,3% bzw. 16/1000 Behandlungsjahre) bedingen kann, die den Behandlungserfolg infrage stellt [17–19].

Im Gegensatz zu den meisten publizierten Daten zeigt die „Cologne Male Survey“ neben Betablockern und Diuretika auch für kardiovaskuläre Medikamente anderer Substanzklassen (Kalziumantagonisten, Nitrate) einen negativen Einfluss auf die Erektionsfähigkeit. Hierbei muss bedacht werden, dass in plazebokontrollierten Studien jeweils ein deutlicher Plazeboeffekt zu beobachten war, und dass die Bedeutung einzelner Substanzen aufgrund der häufig bestehenden Kombinationstherapien sowie des möglichen Einflusses der bestehenden Grunderkrankung(en) kaum isoliert zu erfassen ist.

7.4 Therapie der ED bei kardiovaskulären Patienten

Die hohe Koinzidenz von kardialen Erkrankungen und erektiler Dysfunktion macht bei zahlreichen kardiologischen Patienten die medikamentöse Therapie der Sexualstörung erforderlich. Die medikamentöse Therapie der erektilen Dysfunktion mit PDE-5-Inhibitoren, wie Sildenafil, Vardenafil oder Tadalafil, ist bei kardiologischen Patienten effektiv und führt bei über 70% der Patienten zu einer signifikanten Verbesserung der erektilen Funktion [20,21]. Grundsätzlich sollten jedoch nur diejenigen Patienten mit PDE-5-Hemmern behandelt werden, denen aus kardiologischer Sicht auch zu sexueller Aktivität geraten werden kann (s. Abb. 7.**2**) [14]. Kardiovaskuläre Nebenwirkungen der PDE-5-Inhibitor-Therapie sind insgesamt selten. Die Häufigkeit ernsthafter kardiovaskulärer Nebenwirkungen wie Myokardinfarkt, Schlaganfall und Tod nach Sildenafil-Einnahme zeigt im Vergleich zu Plazebo keinen signifikanten Unterschied (Abb. 7.**3 a – c**) [22].

Hohe Konzentrationen des Zielenzyms von PDE-5-Inhibitoren finden sich außer im Corpus cavernosum auch in Thrombozyten sowie in glatten Gefäßmuskelzellen. Dementsprechend führt diese Medikamentengruppe durch die Akkumulation von cGMP zu vasodilatativen Effekten, die sowohl das arterielle als auch das venöse System betreffen [23]. Diese bedingen die typischen gelegentlichen Nebenwirkungen einer PDE-5-Inhibitor-Therapie wie Kopfschmerzen, Gesichtsrötung und verstopfte Nase [24]. Darüber hinaus kommt es aufgrund dieser Eigenschaften zu einem moderaten Absinken des systolischen (8–10 mmHg) und diastolischen (3–6 mmHg) Blutdrucks, das jedoch nur äußerst selten zu Symptomen wie Hypotension, Schwindel und Syn-

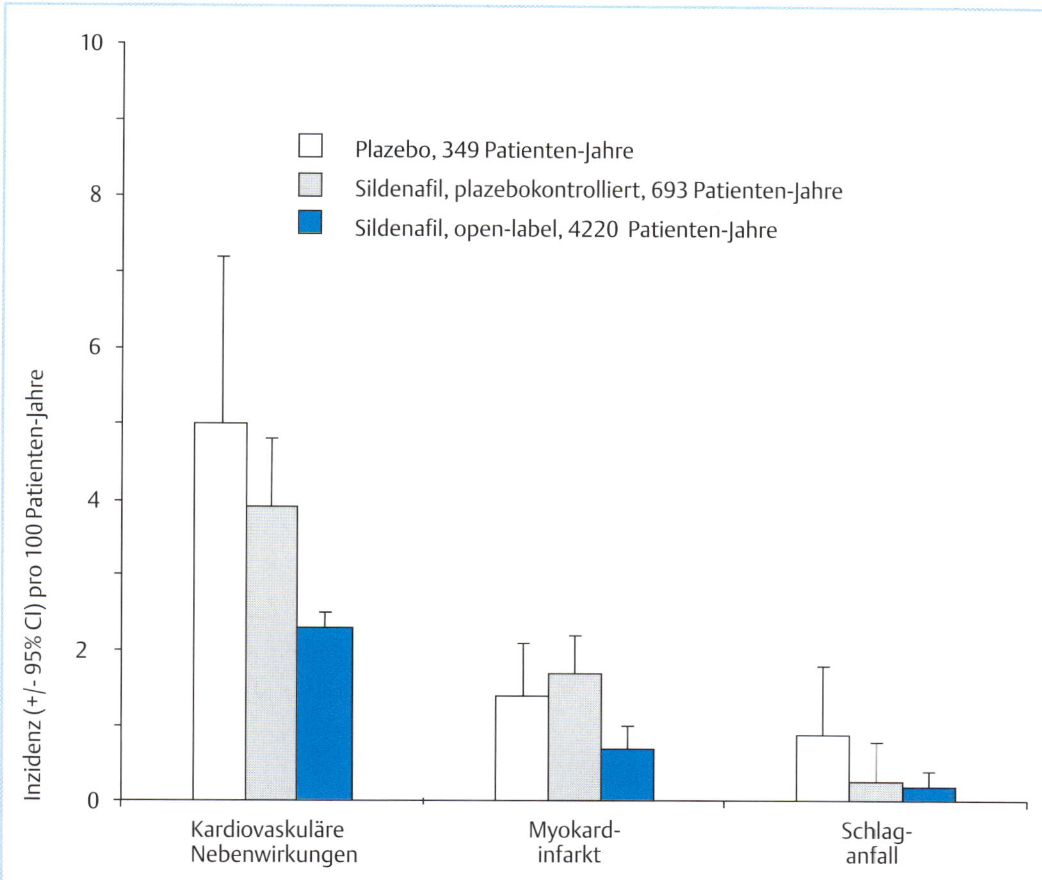

Abb. 7.**3 a** Häufigkeit kardiovaskulärer Ereignisse (Myokardinfarkt, Schlaganfall, Tod) nach Sildenafil-Einnahme im Vergleich zu Plazebo (nach Webb; 1999).

kopen führt [23,25]. Die hämodynamischen Effekte auf Koronararterien wurden kürzlich in einer Studie an 14 Männern mit hochgradiger (> 70%) Stenose mindestens einer Koronararterie untersucht. Die orale Gabe von 100 mg Sildenafil führte sowohl in stenosierten Koronarien (n = 13) als auch in nichtstenosierten Referenzgefäßen (n = 12) zu keinen signifikanten Veränderungen des Gefäßdurchmessers, des Gefäßwiderstandes und des koronaren Blutflusses [26]. Auch die myokardiale Pumpfunktion wird durch PDE-5-Inhibitoren nicht beeinträchtigt, da das Zielenzym (Phosphodiesterase V) in Kardiomyozyten nicht exprimiert wird [27,28]. Jedoch zeigte eine Studie mit 14 gesunden Probanden, dass Sildenafil zu einer ausgeprägten Zunahme der sympathischen Nervenaktivität (+ 141 ± 26%) und der Plasma-Noradrenalin-Spiegel (+ 35 ± 5%) führt [29]. Eine neue Studie weist darauf hin, dass Sildenafil über eine Förderung der Thrombozytenaggregation thrombogene Eigenschaften haben könnte [30]. Jedoch lagen die verwendeten Konzentrationen in dieser In-vitro-Studie deutlich über den therapeutischen Spiegeln beim Menschen, sodass dieser Effekt wahrscheinlich nicht klinisch relevant ist. In klinischen Studien wurde keine erhöhte Thrombose- oder Infarktrate beobachtet, und in relevanten Konzentrationen führte Sildenafil in vivo an menschlichen Thrombozyten sogar zu einem leicht aggregationshemmenden Effekt [31,32].

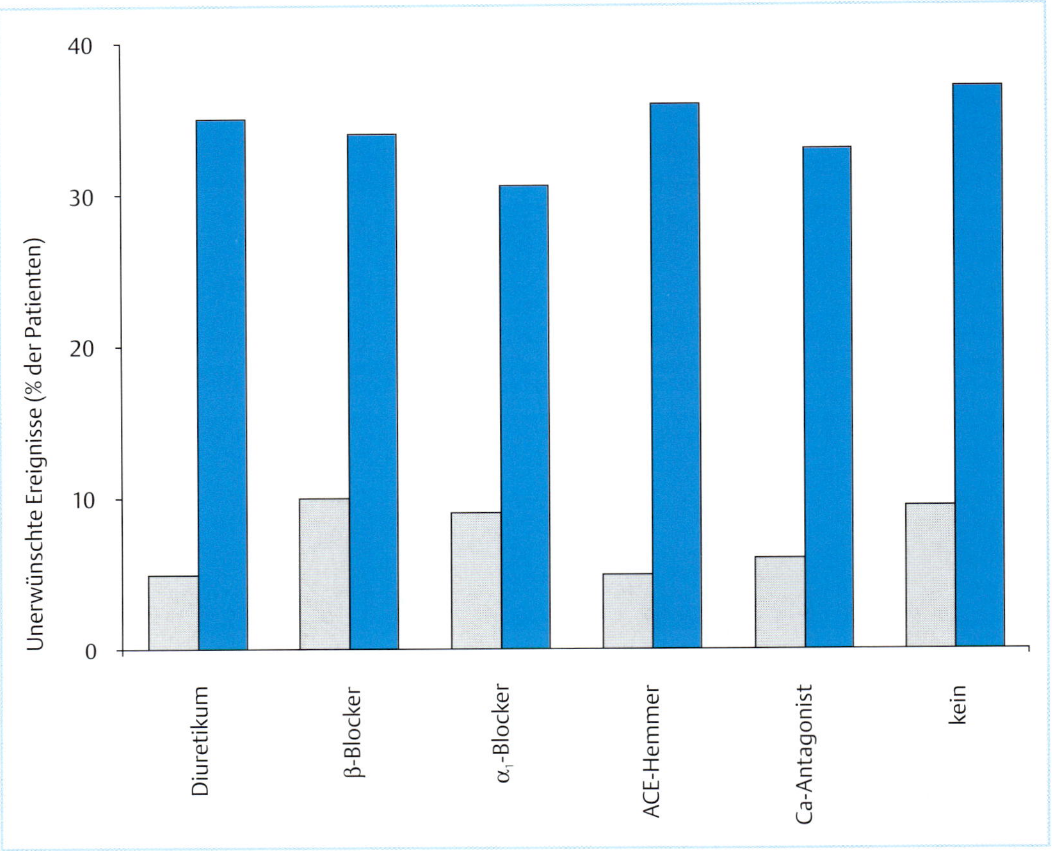

Abb. 7.**3b** Alle Nebenwirkungen (Kopfschmerzen, Flush, Dyspepsie, Sehstörungen, Hypotension, Schwindel, Synkope).

7.4.1 Kontraindikationen

Wichtigste Kontraindikation für PDE-5-Inhibitoren ist die gleichzeitige Gabe von Nitraten oder anderen NO-Donatoren [33]. Nitro-Präparate führen wie die PDE-5-Inhibitoren selbst zu einer NO-vermittelten Akkumulation von cGMP in glatten Gefäßmuskelzellen. Jedoch werden diese Effekte nicht über denselben Mechanismus vermittelt und können sich daher potenzieren. Die intravenöse oder sublinguale Gabe von Glycerol-Trinitrat führte nach Sildenafil-Einnahme bei gesunden männlichen Probanden zu einer 4fach stärkeren Reduktion des systolischen Blutdrucks (> 25 mmHg) als nach Plazebogabe sowie zu symptomatischen Hypotensionen [34]. Somit potenzieren PDE-5-Inhibitoren die hypotensiven Eigenschaften von organischen Nitraten, und diese Kombination kann zu unkontrollierten und potenziell lebensbedrohlichen Blutdruckabfällen führen. Daher ist die Kombination PDE-5-Inhibitor und Nitrat absolut kontraindiziert. In der Notfallsituation muss bedacht werden, dass ein Patient, der einen PDE-5-Inhibitor eingenommen hat und anschließend während sexueller Aktivität einen Angina-pectoris-Anfall erleidet, dann nicht mit Nitraten behandelt werden darf. Als Behandlungsalternative bleibt neben sedierenden Maßnahmen die Gabe von Betablockern und Kalziumantagonisten (Verapamil/Diltiazem) sowie bei Hypotonie die intravenöse Volumen- und gegebenenfalls Katecholamingabe [33].

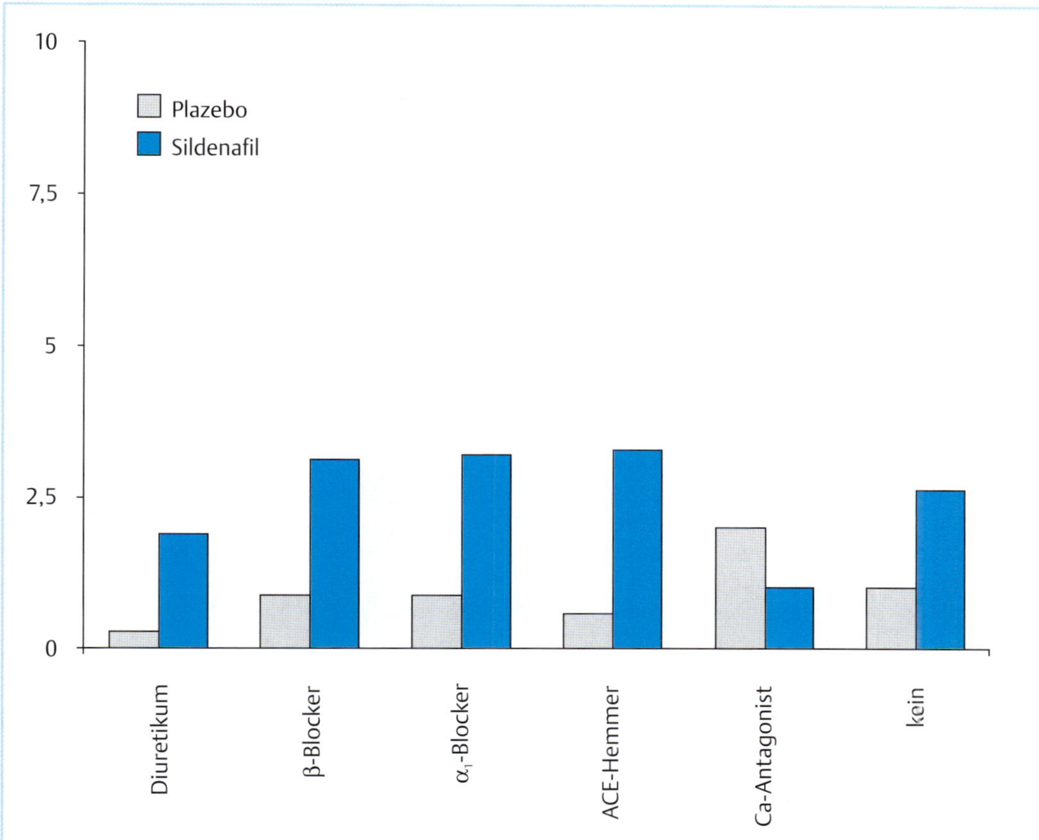

Abb. 7.**3 c** Kardiovaskuläre Nebenwirkungen (Hypotension, Schwindel, Synkope) (nach Kloner; 2001).

7.4.2 Interaktionen

Im Gegensatz zu Nitraten wirken Antihypertensiva der unterschiedlichen Substanzklassen (Kalziumantagonisten, Betablocker, Alpha$_1$-Blocker, ACE-Hemmer, Diuretika) unabhängig von NO/cGMP. Dementsprechend waren in retrospektiven Subgruppenanalysen der großen, plazebokontrollierten Phase-II/III-Studien, in die zahlreiche Hypertoniker eingeschlossen wurden, die mit einem oder mehreren der genannten Antihypertensiva behandelt wurden, bei gleichzeitiger Gabe mit Sildenafil lediglich geringe additive, nicht jedoch sich potenzierende blutdrucksenkende Effekte zu beobachten [21,25]. Somit führen PDE-5-Inhibitoren auch bei gleichzeitiger antihypertensiver Therapie lediglich zu moderaten Blutdruckabfällen. Zudem zeigte sich in einer Post-hoc-Analyse von 18 randomisierten, plazebokontrollierten Studien, dass sich sowohl die Inzidenz aller unerwünschten Wirkungen (Kopfschmerzen, Flush, Dyspepsie, Sehstörungen, Hypotension, Schwindel, Synkope) als auch die Nebenwirkungen, die potenziell mit einer Blutdrucksenkung zusammenhängen (Hypotension, Schwindel, Synkope) bei Patienten, die mit Sildenafil mit oder ohne gleichzeitige antihypertensive Therapie behandelt wurden, nicht signifikant unterschied [22] (Abb. 7.**3 b**).

Neue Untersuchungen weisen darauf hin, dass Alphablocker (Doxazosin) bei gleichzeitiger Einnahme von hohen Dosen Sildenafil (100 mg) im ungünstigsten Fall zu symptomatischen Hypotonien führen können. Daher wird von der simultanen Einnahme von Alphablockern und PDE-5-Inhibitoren abgeraten. Zudem sollten unter einer Alphablocker-Therapie moderate Dosen von PDE-5-Inhibitoren eingenommen werden. In klinischen Interaktionsstudien zeigte sich jedoch keine erhöhte Inzidenz hypotonieassoziierter Nebenwirkungen bei der Einnahme von Sildenafil und Antihypertensiva inklusive Alphablocker [21,35–37].

7.4.3 Kardiale Sicherheit der PDE-5-Inhibitoren

Nach der Zulassung von Sildenafil 1998 wurden der FDA zahlreiche Todesfälle im Zusammenhang mit der Einnahme von Sildenafil gemeldet. Dies hat die Frage nach der Sicherheit dieser Substanz insbesondere bei Männern mit kardialen Erkrankungen aufgeworfen. Mittlerweile konnte gezeigt werden, dass unter einer Sildenafil-Therapie nur selten kardiovaskuläre Nebenwirkungen auftreten, und dass hinsichtlich der Häufigkeit ernsthafter kardiovaskulärer Nebenwirkungen wie Myokardinfarkt, Schlaganfall und Tod nach Sildenafil-Einnahme im Vergleich zu Plazebo kein signifikanter Unterschied besteht [20,22]. Insbesondere zwei neue Studien zeigten übereinstimmend, dass im Zusammenhang mit der Einnahme von Sildenafil insgesamt sogar weniger (kardiovaskuläre) Todesfälle auftraten, als im Vergleich zur Gesamtsterblichkeit in der Allgemeinbevölkerung in der jeweiligen Altersgruppe zu erwarten gewesen wäre [38,39].

CAVE: PDE-5-Inhibitoren sind – unter Beachtung der entsprechenden Kontraindikationen und Empfehlungen – bei kardiologischen Patienten effizient und sicher einsetzbar. Das gilt auch und insbesondere für Patienten mit arterieller Hypertonie, Diabetes mellitus oder KHK. Die Einnahme von Nitraten und NO-Donatoren stellt jedoch eine absolute Kontraindikation für die Gabe von PDE-5-Inhibitoren dar.

Literatur

1. Feldman HA, Goldstein I, Hatzichristou DG, Krane RJ, McKinkey JB. Impotence and its medical and psychological correlates: Results of the Massachusetts Male Aging Study. J Urol151 (1994), 54–61
2. Feldman HA, Goldstein I, Hatzichristou DG, Krane RJ, McKinkey JB. Impotence and its medical and psychological correlates: Results of the Massachusetts Male Aging Study. J Urol 151 (1994), 54–61
3. Rerkpattanapipat P, Stanek MS, Kotler MN. Sex and the heart: What is the role of the cardiologist? Eur Heart J 22 (2001), 201–208
4. Feldman HA, Goldstein I, Hatzichristou DG, Krane RJ, McKinkey JB. Impotence and its medical and psychological correlates: Results of the Massachusetts Male Aging Study. J Urol 151 (1994), 54–61
5. Rosenkranz S, Erdmann E. Wechselwirkungen zwischen Sildenafil und Antihypertensiva – Was ist gesichert? Dtsch. Med. Wschr 126 (2001), 1144–1149
6. Feldman HA, Goldstein I, Hatzichristou DG, Krane RJ, McKinkey JB. Impotence and its medical and psychological correlates: Results of the Massachusetts Male Aging Study. J Urol 151 (1994), 54–61
7. Grimm Jr RH, Grandits GA, Prineas RJ, McDonald RH, Lewis CE, Flack JM, Yunis C, Svedsen K, Liebson PR, Elmer PJ. Long-term effects on sexual function of five antihypertensive drugs and nutritional hygienic treatment in hypertensive men and women. Treatment of mild hypertension study (TOMHS). Hypertension 29 (1997), 8–14
8. Rosenkranz S, Erdmann E. Wechselwirkungen zwischen Sildenafil und Antihypertensiva – Was ist gesichert? Dtsch. Med. Wschr 126 (2001), 1144–1149
9. Ferro CJ, Webb DJ. Endothelial dysfunction and hypertension. Drugs 53 (Suppl. 1) (1997), 30–41
10. Anderson M, Nicholson B, Louie E et al. An analysis of vasculogenic erectile dysfunction as a potential predictor of occult cardiac disease. J Urol 159 (1998), 30

11. Greenstein A, Chen J, Miller H, Matzkin H, Villa Y, Braf Z. Does sevirity of ischemic coronary disease correlate with erectile function? Int J Impot. Res 9 (1997), 123
11. Hellerstein HK, Friedman EH. Sexual activity and the postcoronary patient. Arch. Intern Med 125 (1970), 987–999
12. Drory Y, Fiaman EZ, Shapira I, Pines A. Ventricular arrhythmias during sexual activity in patients with coronary artery disease. Chest 109 (1996), 922–924
13. DeBusk R, Drory Y, Goldstein I, Jackson G, Kaul S, Kimmel SE, Kostis JB, Kloner RA, Lakin M, Meston CM, Mittleman M, Muller JE, Padma-Nathan H, Rosen RC, Stein RA, Zusman R. Management of sexual dysfunction in patients with cardiovascular disease: Recommendations of the Princeton Consensus Panel. Am J Cardiol (2000); 86: 175–181
14. Parzeller M, Raschka C, Bratzke H. Sudden cardiovascular death in correlation with sexual activity – Results of a medicolegal postmortem study from 1972–1998. Eur Heart J 22 (2001), 610–611
15. Cremers B, Scheler M, Maack C, Gröschel A, Schäfers HJ, Böhm M. Einfluss von Sildenafil (Viagra) auf die kardiale Kontraktilität und den Gefäßtonus menschlicher Arteriae mammariae und Venae saphenae magnae. Z. Kardiol 90 (Suppl. 2) (2001), 208 (Abstract)
16. Prisant LM, Carr AA, Bottini PB, Solursh DS, Solursh LP. Sexual dysfunction with antihypertensive drugs. Arch. Intern Med 154 (1994), 730–736
17. Greenberg G, Brennan PJ, Miall WE. Effects of diuretic and beta-blocker therapy in the medical research council trial. Am J Med 76(Suppl. 2 A) (1984), 45–51
18. Curb JD, Borhani NO, Blaszkowski TP, Zimbaldi N, Fotiu S, Williams W. Long-term surveillance for adverse effects of antihypertensive drugs. J Am Med Assoc 253 (1985), 3263–3268
19. Cheitlin MD, Hutter AM, Brindis RG, Ganz P, Kaul S, Russell Jr. RO, Zusman RM. ACC/AHA Expert Consensus Document. Use of Sildenafil (Viagra) in patients with cardiovascular disease. Circulation 99 (1999), 168–177
20. Kloner RA, Brown M, Prisant LM, Collins M, for the Sildenafil Study Group: Effect of sildenafil in patients with erectile dysfunction taking antihypertensive therapy. Am J Hypertens 14 (2001), 70–73
21. Zusman RM, Morales A, Glasser DB, Osterloh ICH. Overall cardiovascular profile of sildenafil citrate. Am. J. Cardiol. 83 (1999), 13 C-20 C
22. Jackson G, Benjamin N, Jackson N, Allen MJ. Effects of sildenafil citrate on human hemodynamics. *Am. J. Cardiol.* 83 (Suppl. 5 A) (1999), 13 C-20 C
23. Goldstein I, Lue TF, Padma-Nathan H, Rosen RC, Steers WD, Wicker PA, for the Sildenafil Study Group: Oral sildenafil in the treatment of erectile dysfunction. N Engl J Med 338 (1998), 1397–1403
24. Morales A, Gingell C, Collins M, Wicker PA, Osterloh IH. Clinical safety of oral sildenafil citrate (Viagra) in the treatment of erectile dysfunc tion. Int J Impot Res 10 (1998), 69–74
25. Herrmann HC, Chang G, Klugherz BD, Mahoney PD. Hemodynamic effects of sildenafil in men with severe coronary artery disease. N Engl J Med 342 (2000), 1622–1626
26. Cremers B, Kjellström B, Südkamp M, Böhm M. Hemodynamic monitoring during sexual intercourse and physical exercise in a patient with chronic heart failure and pulmonary hypertension. Am J Med 112 (2002), 428–430
27. Parums DV, Charleton R, Johnson N, Cindrova T, Skepper J, Phillips S, Ridden J, Burslem F. Immunohistochemical (ICH), in situ hybridisation (ISH) and biochemical characterization of phosphodiesterase type 5 (PDE-5) in normal and ischemic human cardiac tissue. Eur Heart J 21 (Suppl.) (2000), 616 (Abstract)
28. Phillips BG, Kato M, Pesek CA, Winnicki M, Narkiewicz K, Davison D, Somers VK. Sympathetic activation by sildenafil. Circulation 102 (2000), 3068–3073
29. Li Z, Xi X, Gu M, Feil R, Ye RD, Eigenthaler M, Hofmann F, Du X. A stimulatory role for cGMP-dependent protein kinase in platelet activation. Cell (2003); 112: 77–86
30. Berkels R, Klotz T, Sticht G, Engelmann U, Klaus W. Modulation of human platelet aggregation by the phosphodiesterase type 5 inhibitor sildenafil. J Cardiovasc Pharmacol (2001), 37: 413–421

31. Holcox JP, Nour KR, Zalos G, Mincemoyer RA, Waclawiw M, Rivera CE, Willie G, Ellahham S, Quyyumi AA. The effect of sildenafil on human vascular function, platelet aggregation, and myocardial ischemia. J Am Coll Cardiol (2002), 40: 1232 – 1240
32. Dorsch A, Erdmann E, Hempelmann G, Kupper W, Maisch B, Maurer G. Therapie-Empfehlung, VIAGRA® und NO-Donatoren; Konsensus-Konferenz, European Society of Cardiology, Wien 1998. Herz/Kreislauf 30 (1998), 11
33. Webb DJ, Freestone S, Allen MJ, Muirhead GJ. Sildenafil citrate and blood-pressure-lowering drugs: Results of drug interaction studies with an organic nitrate and a calcium antagonist. Am J Cardiol 83 (Suppl. 5 A) (1999), 21 C – 28 C
34. Zusman RM, Prisant LM, Brown MJ, for the Sildenafil Study Group: Effect of sildenafil citrate on blood pressure and heart rate in men with erectile dysfunction taking concomitant antihypertensive medication. J Hypertens 18 (2000), 1865 – 1869
35. Baumann G, Burkart M. Sildenafil citrate is well tolerated in patients with erectile dysfunction taking multiple antihypertensive medications. ESIR (2002), Hamburg (Abstract)
36. Pickering TG, Mancia G, Glasser DB, Orazani J. Safety of Viagra (sildenafil citrate) in men with erectile dysfunction and arterial hypertension who are taking multiple antihypertensive treatments. Am J Hyperten 15 (2002), 55 A (Abstract)
37. Shakir SAW, Wilton LV, Boshier A, Layton D, Heeley E. Cardiovascular events in users of sildenafil: Results from first phase of prescription event monitoring in England. Brit Med J 322 (2001), 651 – 652
38. Wysowski DK, Farinas E, Swartz L. Comparison of reported and expected deaths in sildenafil (Viagra) users. Am J Cardiol 89 (2002), 1331 – 1334

8 Erektionsstörungen und Miktionsprobleme

B. Reifenrath, M. Braun

8.1 Störungen von Erektion und Miktion

Die Prävalenz von Miktionsstörungen zeigt eine altersentsprechende Korrelation (s. Kap. 3). Sie sind häufig auf die Veränderung der Prostata im Sinne einer benignen Prostatahyperplasie (BPH) zurückzuführen. Prinzipiell ist die Diagnose BPH histologisch zu stellen. Interindividuell variieren die Symptome aber deutlich, sodass der alte Begriff „BPH" symptomorientiert erweitert wurde. So werden heute „Lower Urinary Tract Symptoms" (LUTS) von einer „Benign Prostatic Obstruction" (BPO) oder einem „Benign Prostatic Enlargement" (BPE) unterschieden. Die Güte der epidemiologischen Daten hängt demnach vor allem von der Art der Erhebung ab, wobei ein gewisser Bias schwerlich zu vermeiden ist [4]. Trotzdem weiß man, dass sowohl die Ausprägung der Symptome, als auch der histologische Nachweis von BPH-typischen Veränderungen positiv alterskorreliert sind [22]. Die Frage, ob und wann Miktionsstörungen mit den Symptomen einer erektilen Dysfunktion einhergehen, diskutierte man lange Zeit kontrovers.

8.1.1 Einfluss der medikamentösen Therapie

Über den Einfluss der Therapie von BPH bzw. LUTS auf die Sexualität herrscht höchstens bei der Behandlung mit Pflanzenextrakten Einigkeit. Hier kann man von einem fehlenden Einfluss auf die erektile Funktion ausgehen [3]. Das ist bei den uroselektiven Alphablockern erwartungsgemäß anders. Ihr Wirkmechanismus besteht in der Relaxation glatter Muskelzellen. Da diese Rezeptoren auch in der Wand der penilen Gefäße nachweisbar sind, kann eine Blockade hier eine Verstärkung des nitrinergen Systems bewirken. Der „health-related quality of life" (HRLQ) und vor allem die Sexualität verbesserte sich bisher lediglich in einer Studie. Auffällig war, dass insbesondere Männer mit ausgeprägter Nykturie von der Behandlung, auch im Sinne der Verbesserung der sexuellen Funktion, profitiert haben [26]. Dabei ist nicht klar, ob es sich dabei um einen direkten Effekt der Medikation handelt oder ob die ausgeglichene Nachtruhe zu einem weniger gestörten Ablauf der REM-Phasen und damit auch zu einer Verbesserung der erektilen Funktion geführt hat. Bei den meisten anderen Studien stehen weniger das Nachlassen der Erektion als vielmehr das Auftreten von retrograden Ejakulationen und damit eine Fertilitätsstörung im Vordergrund [1, 9, 12, 20, 24, 33, 35, 37].

Die Einnahme von 5-alpha-Reduktasehemmern wurde, abgeleitet von dem Wirkprinzip dieser Substanzen, als negativ, vor allem im Hinblick auf die Libido, eingestuft. Eine Studie, welche die Einnahme eines Pflanzenextraktes (Sabal-Serrulata-Extrakt) mit der von Finasterid verglich, ergab einen leichten Vorteil für das Pflanzenpräparat [11]. Auch in den plazebokontrollierten großen Studien zeigte sich, bezogen auf die Sexualität, zumindest in zwei (VA-Study, PROWESS-Study), ein signifikant schlechteres Abschneiden des Verumpräparates [23, 27] während in der PLESS-Studie kein Unterschied feststellbar war [28]. Festzuhalten bleibt aber, dass in allen drei Studien nur sehr wenige Männer überhaupt über negative Veränderungen der Sexualfunktion im Zusammenhang mit der Einnahme von Finasterid klagten (5,1 bis 9,0%).

8.1.2 Einfluss der operativen Therapie

Ein genauso kontrovers diskutiertes Thema ist, ob und inwieweit die transurethrale Prostataresektion (TUR-P) Einfluss auf die Potenz hat. Wie häufig das Problem auftritt, ist ebenfalls unklar. Das zeigen auch Untersuchungen von 1987 mit einer postoperativen Impotenzrate von ca. 30% [7]. Auch wenn man in der Folgezeit diese hohe Inzidenz auf ca. 20% korrigieren konnte, sah es so aus, als ob die postoperative Impotenz eine relativ häufige Nebenwirkung der OP ist [17, 25]. Allerdings waren die Studien retrospektiv angelegt und eine Untersuchung der Erektionsfähigkeit vor der OP hatte nicht stattgefunden. Außerdem wird die in einem hohen Prozentsatz entstandene retrograde Ejakulation von vielen Patienten als störender und negativer Einfluss auf das Sexualleben empfunden. Häufig können die Patienten aber auch nicht zwischen Ejakulations- und Erektionsstörungen unterscheiden. Dies gelingt nur mit einem geeigneten Selbstbeurteilungsinventar, das zum Zeitpunkt der meisten Erhebungen nicht vorlag. So sind diese Daten kaum interpretierbar. Wasson u. Mitarb. haben im Jahre 1995 eine sehr interessante Untersuchung publiziert. Sie hatten eine Gruppe von symptomatischen BPH-Patienten in eine TUR-P-Gruppe und eine Watchful-Waiting-Gruppe randomisiert. Es zeigte sich, dass nach drei Jahren die Inzidenz von Erektionsstörungen bei den operierten Patienten bei 19% und bei den Patienten in der Beobachtungsgruppe bei 21% lag [41]. Dass es sich unter Umständen auch nur um eine vorübergehende Störung handeln könnte, implizieren die Daten von Tscholl u. Mitarb. Sie fanden bei mehrmaligen postoperativen „Snap-Gauge-Untersuchungen" nach drei Monaten bei 31 von 34 (81,7%) operierten Patienten, die nach der OP eine objektivierbare Impotenz hatten, eine Erholung der erektilen Funktion. Die Ursachen dafür sind nicht geklärt. In einer Studie an 83 präoperativ potenten Männern fanden sich bei der genauen Analyse der Krankenakten als Risikofaktoren für eine postoperativ entstandene Potenzstörung eine kleine Prostata und die Kapselperforation im Bereich des neurovaskulären Bündels [5]. Andere Autoren glauben, dass auch bei der TUR-P das venöse Okklusionssyndrom des dorsalen prostatischen Venenplexus für die postoperative Ausbildung von Erektionsstörungen verantwortlich sein könnte [31].

Beide Pathomechanismen könnten auch für die Impotenzraten von ebenfalls ca. 10–15% bei der transurethralen Vaporisation der Prostata (TUV-P) eine Rolle spielen [19]. Andere alternative Behandlungsformen der BPH nehmen für sich in Anspruch, keinen negativen oder zumindest nur einen sehr geringen Einfluss auf die Potenz zu haben. Wenn man die Literatur untersucht, kann man feststellen, dass das Tatsachen sind. Lediglich über eine retrograde Ejakulation oder über ihren kompletten Verlust wird in 1–6% berichtet [3,10,14,16,18,32,34,38,40]. Leider kann also die Frage, ob und wie häufig die Therapie der BPH zu einer Potenzstörung führt, nicht beantwortet werden.

CAVE: Folgende Aspekte sind zu bedenken: Den Patienten sollte man vor der Behandlung unbedingt aufklären und eine prä- und postoperative objektive Evaluation der erektilen Funktion durchführen. Zurückhaltend sollte man die Operationsindikation bei jüngeren Patienten stellen. Bei erhaltener Erektionsfähigkeit sollte man bei sexuell aktiven Patienten und anatomisch kleiner Prostata nur vorsichtig eine Resektion im Bereich des neurovaskulären Bündels vornehmen. Nach der OP kann man ggf. frühzeitig erektionsfördernde Medikamente einsetzen, um die Ausbildung eines venösen Okklusionssyndroms zu verhindern.

8.2 Material und Methode

Bleibt die Frage zu beantworten, inwieweit sich BPH und Impotenz gegenseitig bedingen bzw. als echte Komorbiditäten zu gelten haben? Genährt wurde diese Diskussion von der Tatsache, dass häufig Männer, die sich mit einer LUTS-Symptomatik in ärztliche Kontrolle begeben hatten, gleichzeitig Potenzprobleme beklagten [6]. Die Ursachen für diese Beobachtungen lassen sich auch durch verschiedene Studien nicht abschließend beurteilen. Burger et al. konnten zeigen, dass es eine Korrelation zwischen den Miktionsbeschwerden im Sinne einer Prostatodynie und erektilen Funktionsstörungen gibt [8]. Im Gegensatz hierzu belegt eine Studie von Namsivayam et al. eine enge Korrelation zwischen allen Aspekten sexueller Funktionsstörungen und dem Alter, während sich nur eine schwache Assoziation zwischen Miktionsbeschwerden und Erektionsstörungen feststellen ließ [30]. Auch hierauf sollte die Kölner 8000er-Umfrage eine Antwort finden. Sie wurde in den Fragebogen der „Internationale Prostata Symptomen Score" (IPSS) integriert (s. Anhang). Die Ergebnisse der Umfrage hinsichtlich des KEED-Scores und des IPS-Scores wurden ausgewertet und es folgte eine detaillierte statistische Analyse der Daten. Zur Klassifizierung der ED, wurde ein KEED-Score mit einem Cut-off-Wert < 17 verwendet.

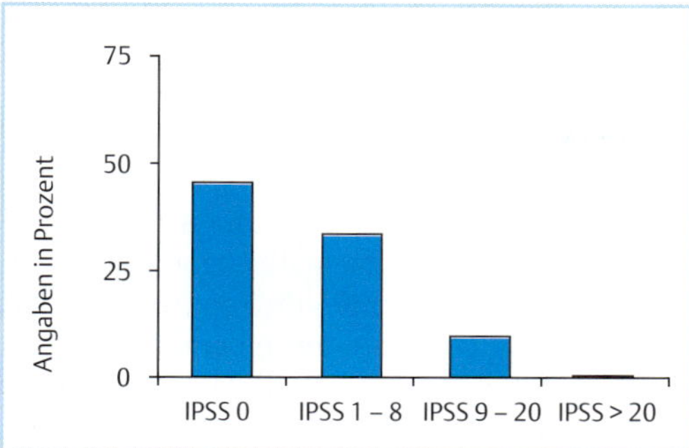

Abb. 8.**1** IPS-Score bei allen Männern.

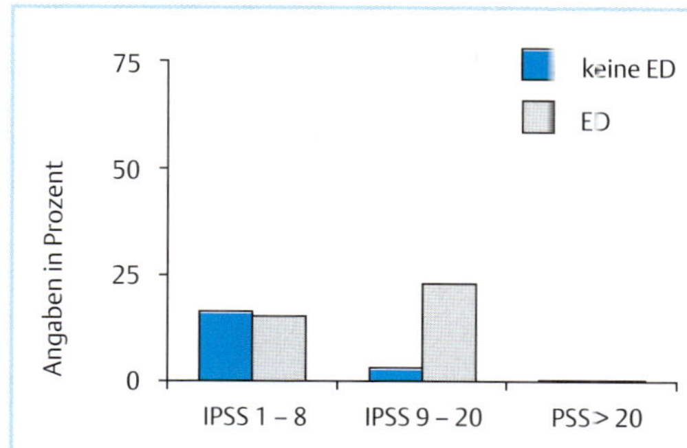

Abb. 8.**3a** IPS-Score bei Männern im Alter von 30–39 Jahren; ED vs. keine ED.

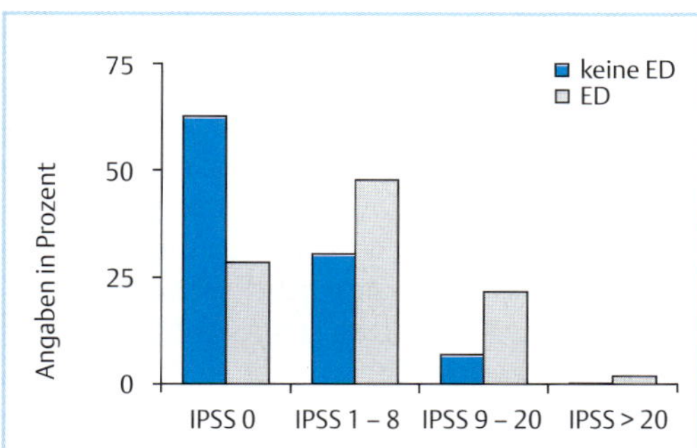

Abb. 8.**2** IPS-Score bei allen Männern.

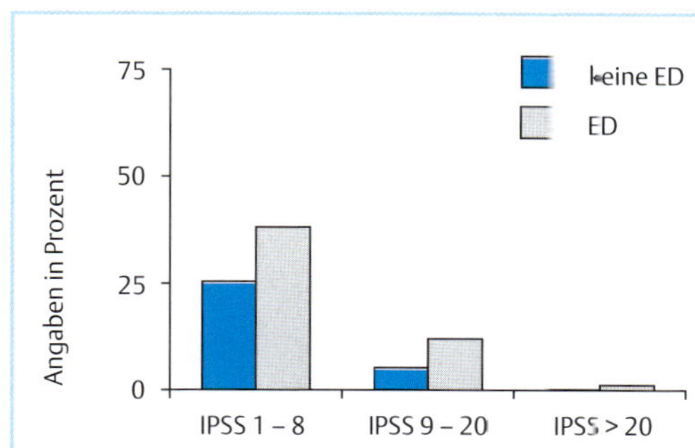

Abb. 8.**3b** IPS-Score bei Männern im Alter von 40–49 Jahren; ED vs. keine ED.

8.3 Datenanalysen

Insgesamt lag von den 4495 Männern, die Fragen bezogen auf die Sexualität beantwortet hatten, bei 4477 auch der korrekt ausgefüllte IPS-Score vor (99,6%). Bei 55,9% (n = 2504) ließen sich keine Miktionsstörungen (IPS-Score = 0) nachweisen. Anders gesagt, hatten 44,1% aller Männer Miktionsstörungen gleich welcher Art (Abb. 8.**1**).

Betrachtet man die gesamte Studienpopulation, so zeigt sich eine statistisch signifikante Korrelation der ED- und des IPS-Scores. Vergleicht man die Prävalenzdaten von Männern mit denen von Männern ohne Erektionsstörungen, so fanden sich statistisch signifikante deutliche Unterschiede ($p < 0{,}001$). In der Gruppe der Impotenten lag die Prävalenz von LUTS bei 72,2%, während sie in der Gruppe ohne ED nur 37,7% betrug. Vergleicht man dann die IPS-Scores von Männern mit ED versus denen ohne, fällt auf, dass prozentual wesentlich mehr Männer mit ED auch an Miktionsstörungen leiden. Dort scheinen sie auch stärker ausgeprägt zu sein (Abb. 8.**2**). Dieser Unterschied war statistisch signifikant ($p < 0{,}01$).

Ob es sich nun um eine Korrelation mit dem Alter oder aber um eine echte Beziehung zu den Sexualstörungen handelt, konnte nur eine Analyse der Altersgruppen klären. In diesen jeweiligen Gruppen lag der durchschnittliche IPS-Score bei den Männern mit ED höher, als bei den Männern ohne Erektionsstörungen (Abb. 8.**3a–e**).

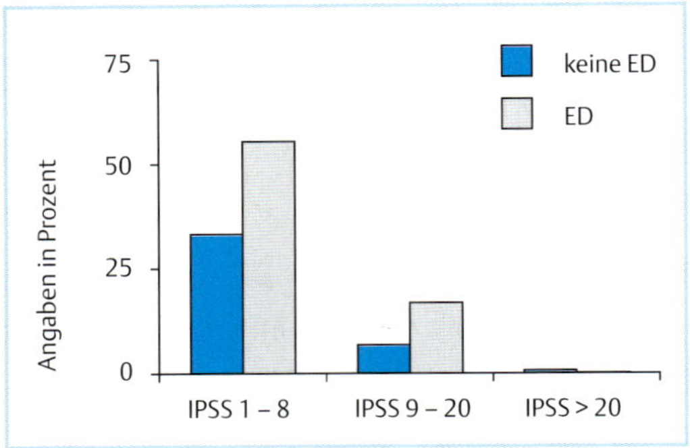

Abb. 8.**3c** IPS-Score bei Männern im Alter von 50–59 Jahren; ED vs. keine ED.

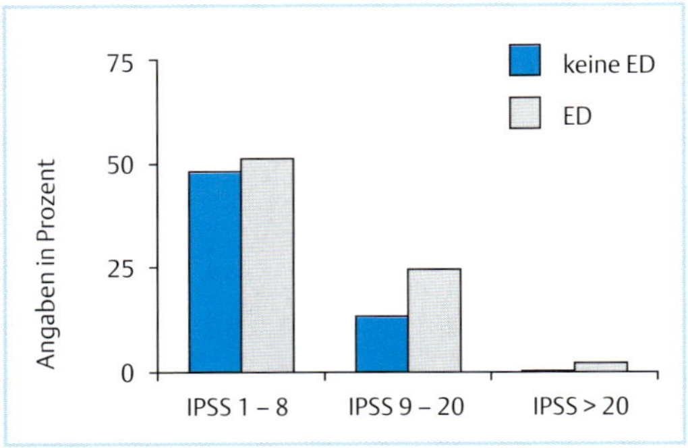

Abb. 8.**3d** IPS-Score bei Männern im Alter von 60–69 Jahren; ED vs. keine ED.

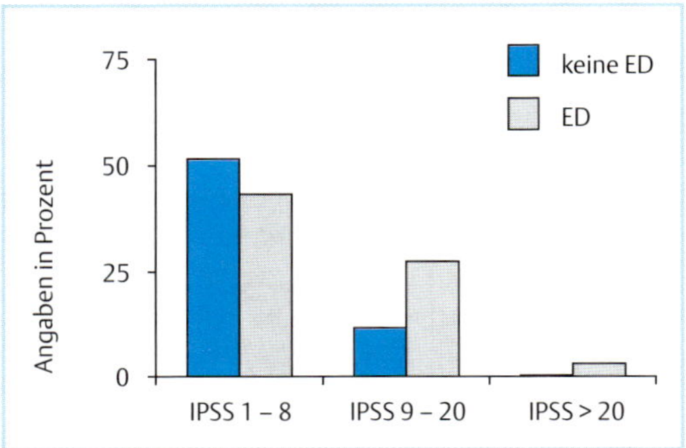

Abb. 8.**3e** IPS-Score bei Männern im Alter von 70–80 Jahren; ED vs. keine ED.

Die statistische Analyse mittels des t-Testes war signifikant unterschiedlich ($p < 0{,}01$). Auch die Durchführung einer multiplen logistischen Regression (Odds Ratio mit einem Wert von 2,11 [1,75–2,55]) und die Überprüfung mittels multifaktorieller Analysen ergaben, dass es sich bei den Miktionsstörungen unabhängig vom Alter, wenn man andere Komorbiditäten (s. Kap. 5 und 6) berücksichtigte, wohl um einen eigenständigen Risikofaktor für die Entwicklung von organisch bedingten Erektionsstörungen handelt ($p < 0{,}0002$). Das Risiko, eine ED zu entwickeln, ist bei symptomatischen BPH-Patienten also verdoppelt.

8.4 Fazit für die Praxis

Die Literaturübersicht von Burger u. Mitarb. aus dem Jahr 1999 identifizierte als die Sexualität beeinflussende Faktoren die Prostatodynie, die Therapie der BPH und das Alter als wichtigste Faktoren [8]. Im Gegensatz zu anderen Untersuchern lassen unsere Daten durchaus vermuten, dass Störungen der Miktion ein eigenständiger Risikofaktor sind. Welche Thesen gibt es nun bezogen auf die Interaktion von Miktions- und Erektionsstörungen? Man könnte an einen direkten anatomischen Zusammenhang denken. Das scheint allerdings sehr unwahrscheinlich. Es könnte durch die Nykturie zu Störungen der Schlafphasen kommen, denn es ist bekannt, dass eine normale Erektion nur bei einem möglichst ungestörten Ablauf der REM-Phasen zustande kommt. Weiterhin diskutiert man Veränderungen auf hormonaler Ebene. Im Laufe des Lebens fallen totales und freies Testosteron ab, ohne dass es zu einem kompensatorischen Anstieg der luteinisierenden Hormone kommt [21]. Daher postuliert man, dass es sich hierbei um eine Art Erschöpfungszustand der endokrinen testikulären Kompartimente handelt [29,36]. Nachweisbar ist ein Nachlassen der Libido und die Verknüpfung zwischen dem entstandenen Androgendefizit und der sog. PADAM-Symptomatik (partielles Androgendefizit des alternden Mannes) gilt als erwiesen [2,39]. Andererseits hat sich gezeigt, dass die alleinige Substitution von Testosteron höchstens zur Verbesserung der Libido führt, nicht aber generell für die Therapie von Erektionsstörungen geeignet zu sein scheint [15].

Auf molekularbiologischer Ebene weist die Expression von Wachstumsfaktoren auf eine gemeinsame Ursache beider Erkrankungen hin. In einem Tierversuch an kastrierten Ratten wurde die Wirkung eines 5-alpha-Reduktasehemmers (Epristerid) auf die Expression der Wachstumsfaktoren IGF-1 (insulin like growth-factor 1) und TGF-α (transforming growth factor-α) untersucht. Zunächst wurde Testosteron substituiert und dann zusätzlich Epristerid verabreicht. Ohne Epristerid-Therapie zeigte sich nur eine geringe Expression von TGF-α, während es bei der Behandlung zu einem signifikanten Anstieg kam. Daraus muss geschlossen werden, dass eine hohe TGF-α-Expression für die androgenabhängige Apoptose von Prostataadenomzellen kennzeichnend zu sein scheint und umgekehrt [42].

Eine weitere Untersuchung von Dahiya u. Mitarb. an Ratten konnte zeigen, dass die TGF-α(1)-Expression im Gewebe des Corpus cavernosum bei älteren Ratten deutlich erniedrigt ist. Die Autoren schlussfolgern, dass die im Alter typischen hormonellen Veränderungen über diese Wachstumsfaktoren in die Pathophysiologie der Impotenz involviert sind [13].

CAVE: Ist es also doch der normale Alterungsprozess der Männer, der für beide BPH und ED pathophysiologisch bedeutsam ist? Ist es die Veränderung der Hormone? Könnte man diese durch eine entsprechende Hormontherapie rückgängig machen? Diese Fragen werden in Zukunft geklärt werden müssen, um eine kausale Therapie oder sogar eine spezifische Prophylaxe dieser Symptome des „Aging Male“ zu ermöglichen.

Literatur

1. Abrams P, Schulman CC, Vaage S and the European Tamsulosin group. Tamsulosin, a selective alpha$_{1c}$-adrenoreceptor antagonist. A randomised, controlled trial in patients with benign prostatic obstruction (symptomatic BPH). Br J Urol 1995; 76: 325 – 336
2. Ahn HS, Park CM, Lee SW. The clinical relevance of sex hormone levels and sexual activity in the aging male. BJU Int 2002; 89: 526 – 530
3. Arai Y, Okubo K, Okada T et al. Interstitial laser coagulation for management of benign prostatic hyperplasia: a Japanese experience. J Urol. 1998; 159: 1961 – 1965
4. Bach D, Brühl P. Epidemiologie, Ätiologie, Pathogenese und Symptomatik der benignen Prostatahyperplasie. Sökeland J (Hrsg). Benigne Prostata-Hyperplasie. Georg Thieme Verlag Stuttgart New York. 1995; S 2.1 – 2.9
5. Bieri S, Iselin CE, Rohner S. Capsular perforation localization and adenoma size as prognostic indicators of erectile dysfunctional after transurethral prostatectomy. Scand J Urol Nephrol 1997; 31: 545 – 548
6. Braun M, Klotz T, Klingebiel W et al. Benigne Prostatahyperplasie und erektile Dysfunktion – wer ist der primär behandelnde Arzt? Urologe B 1999; 39: 372 – 375
7. Bruskewitz RC, Larsen EH, Madsen PO et al. 3-year follow up of urinary symptoms after transurethral resection of the prostate. J Urol 1986; 136: 613 – 615
8. Burger B, Weidner W, Altwein JE. Prostate and Sexuality: An Overview. Eur Urol 1999; 35: 177 – 184
9. Buzelin JM, Roth S, Gefriaud-Ricouard C et al. Efficacy and safety of sustained-release alfuzosin 5 mg in patients with benign prostatic hyperplasia. ALGEBI Study Group. Eur Urol 1997; 31: 190 – 198
10. Campo B, Bergamaschi F, Corrada P et al. Transurethral needle ablation (TUNA) of the prostate: a clinical and urodynamic evaluation. Urology 1997; 49: 847 – 850
11. Carro JC, Raynaud JP, Koch G et al. Comparison of phytotherapy (Permixon) with finasteride in the treatment of benign prostate hyperplasia: a randomised international study of 1098 patients. Prostate 1996; 29: 231 – 240

12. Chapple CR, Wyndaele Jj, Nording J et al. Tamsulosin, the first prostate selective @$_{1A}$-adrenoreceptor antagonist. Eur Urol 1996: 29:155–167
13. Dahiya R, Chui R, Perinchery G et al. Differential gene expression of growth factors in young and old rat penile tissues is associated with erectile dysfunction. Int J Impot Res 1999, 11: 201–206
14. De la Rosette JJ, Muschter R, Lopez MA et al. Interstitial laser coagulation in the treatment of benign prostatic hyperplasia using a diode-laser system with temperature feedback. Br J Urol 1997; 80: 433–8
15. Derouet H, Lehmann J, Stamm B et al. Age dependent secretion of LH and ACTH in healthy men and patients with erectile dysfunction. Eur Urol 2002; 41: 144–153
16. Dixon CM. Transurethral needle ablation for the treatment of benign prostatic hyperplasia. Urol Clin North Am 1995; 22: 441–444
17. Doll HA, Black NA, McPherson K et al. Morbidity and complications following transurethral resection of the prostate for benign prostatic hypertrophy. J Urol 1992; 147: 1566–1573
18. Francisca EA, d'Ancona FC, Meuleman EJ et al. Sexual function following high energy microwave thermotherapy: results of a randomized controlled study comparing transurethral microwave thermotherapy to transurethral prostatic resection. J Urol 1999; 161: 486–490
19. Hammadeh MY, Madaan S, Singh M, Philp T. Two-year follow-up of a prospective randomised trial of electrovaporization versus resection of prostate. Eur Urol 1998; 34: 188–192
20. Jardin A, Debruyne FMJ, McCarthy C and the Alfin study group. Sexual function in men with BPH treated with an alpha adrenergic blocker, Alfuzosin or the alpha-reductase inhibitor Finasteride, or the combination: A randomised study in 1051 patients. J Urol 1998; 159 (Suppl): Abstract 1271
21. Kaiser FE, Morely JE: Gonadotropins, testosterone and the aging male. Neurobiol Aging 1994; 15: 559–563
22. Kirby RS. The natural history of benign prostatic hyperplasia: What have we learned in the last decade? Urol 2000; 56 (Suppl): 3–6
23. Lepor H, Williford WO, Barry MJ et al. The impact of medical therapy on bother due to symptoms, quality of life and global outcome, and factors predicting response. Veterans Affairs Cooperative Studies Benign Prostatic Hyperplasia Study Group. J Urol 1998; 160: 1358–1367
24. Lepor H. Phase III multicenter placebo-controlled study of Tamsulosin in benign prostatic hyperplasia. Urology 1998; 51: 892–900
25. Libman E, Fichten CS, Creti L et al. Transurethral prostatectomy: differential effects of age category and presurgery sexual functioning on post-prostatectomy sexual adjustment. J Behav Med 1989; 12: 469–485
26. Lukac B, Léplège A, Thibault P et al. Prospective study of men with clinical prostatic hyperplasia treated with alfuzosin by general practitioners: 1-year results. Urology 1996; 48: 731–740
27. Marberger MJ. Long-term effects of finasteride in patients with benign prostatic hyperplasia: a double-blind, placebo-controlled, multicenter study. PROWESS Study Group. Urology. 1998; 51: 677–686
28. McConnell JD, Bruskewitz R, Walsh P et al. The effect of finasteride on the risk of acute urinary retention and the need for surgical treatment among men with benign prostatic hyperplasia. Finasteride Long-Term Efficacy and Safety Study Group. N Engl J Med 1998; 338: 557–563
29. Morely JE, Kaiser FE. Sexual function with advancing age. Med Clin N Am 1989; 73: 1483–1495
30. Namasivayam S, Minhas S, Brooke J et al. The evaluation of sexual function in men presenting with symptomatic benign prostatic hyperplasia. Br J Urol 1998; 82: 842–846
31. Padma-Nathan K, Krane RJ. Impotence and prostate surgery. The Prostate. Fitzpatrick JM, Krane RJ (editors) Churchill Livingstone, London 1989; pp 197–205
32. Perlmutter AP, Muschter R. Interstitial laser prostatectomy. Mayo Clin Proc 1998; 73: 903–907
33. Puente JG, Swooney M, Cary MM et al. for the PREDICT investigators, relationship between age, lower urinary tract symptoms (LUTS) and varios domains or erectile dysfunction in 1098 patients with BPH in the PREDICT study. J Urol 1998; 159 (Suppl): Abstract 1272

34. Roehrborn CG, Issa MM, Bruskewitz RC et al. Transurethral needle ablation for benign prostatic hyperplasia: 12-month results of a prospective, multicenter U.S. study. Urology 1998; 51: 415–421
35. Roehrborn CG, Oesterling JE, Auerbach S et al. The Hytrin community assessment trial study (HYCAT): A one year study of Terazosin versus placebo in the treatment of men with symptomatic benign prostatic hyperplasia. Urology 1996; 47: 159–168
36. Schulman C, Lunenfeld B. The ageing male. World J Urol 2002; 20: 4–10
37. Schulman CC, Lock T, Buzelin JM and the European Tamsulosin group: 3-years follow-up of efficacy and safety in 516 patients with LUTS suggestive of BPO. J Urol 1998; 159 (Suppl): Abstract 983
38. Schulman CC, Zlotta AR. Transurethral needle ablation of the prostate for treatment of benign prostatic hyperplasia: early clinical experience. Urology 1995; 45: 28–33
39. Skakkeback N, Bancroft J, Davidson DW. Androgen replacement with oral testosterone undecanoate in hypogonadal men: a double-blind controlled study. Clin Endocrinol 1981; 14–49–55
40. Steele GS, Sleep DJ. Transurethral needle ablation of the prostate: a urodynamic based study with 2-year followup. J Urol 1997; 158: 1834–1838
41. Wasson JH, Reda DJ, Bruskewitz RC et al. A comparison of transurethral surgery with watchful waiting for moderate symptoms of benign prostatic hyperplasia. The Veterans Affairs Cooperative Study Group on Transurethral Resection of the Prostate. N Engl J Med 199512; 332: 75–79
42. Wu SF, Sun HZ, Qi XD et al. Effect of epristeride on the expression of IGF-1 and TGF-beta receptors inandrogen-induced castrated rat prostate. Exp Bil Med 2001; 226: 954–960

9 Erektile Dysfunktion und Sozioökonomie

N. Kreutzer

9.1 Einführung

„Als ich klein war, glaubte ich, Geld sei das Wichtigste im Leben. Heute, da ich alt bin, weiß ich: Es stimmt.“ Oscar Wilde (1900 – 1954)

Die Erforschung von Zusammenhängen zwischen sozioökonomischen Faktoren und Erkrankungen ist von großer gesundheitspolitischer und wirtschaftlicher Bedeutung. Ein genaueres Verständnis der Einflussgrößen bei der Krankheitsentstehung macht eine Verbesserung der medizinischen Versorgung möglich.

CAVE: Durch epidemiologische Untersuchungen bestimmter Krankheiten (einschließlich der Erhebung des Sozialstatus) können Vorsorgemaßnahmen gezielter eingesetzt, die Zielgruppen zur Früherkennung erfasst und Therapieoptimierungen erreicht werden

9.2 Beziehung von sozioökonomischem Status und Krankheiten

Die Korrelation des Sozialstatus mit der Prävalenz bestimmter Krankheiten und ihrer Risikofaktoren ist bei epidemiologischen Untersuchungen mittlerweile ein etabliertes Verfahren in der medizinischen Forschung. Die Kriterien, nach denen der Sozialstatus berechnet werden kann, sind Einkommen, Bildungsniveau und Beruf, wobei nicht immer alle drei Merkmale bei einer Untersuchung festgestellt werden können.

Die Großzahl der bisher durchgeführten Untersuchungen beziehen sich auf Krankheiten, bei denen schon frühzeitig eine epidemiologische Aufarbeitung stattfand und somit eine gute Datenlage herrscht. Dies traf zunächst für die Krankheiten mit möglichen letalen Komplikationen zu. Von großem Interesse waren also Gefäßerkrankungen (koronare Herzkrankheit, arterielle Verschlusskrankheit, zerebrale Durchblutungsstörungen), die Zuckerkrankheit und Krebs.

Methodisch sind große Unterschiede hinsichtlich der Erhebungsform (Longitudinal- oder Querschnittstudien) und bei der Auswahl des Indikators für den sozioökonomischen Status zu verzeichnen. Weil es keine feste Definition für den Sozialstatus gibt, muss man bei einem Vergleich verschiedener Untersuchungen auch die jeweilige Erhebungsmethode des Sozialstatus beachten.

9.2.1 Malignome

Bei den Krebserkrankungen ergeben sich sehr unterschiedliche Zusammenhänge: Eine positive Assoziation mit sozioökonomischen Faktoren konnte beim Mammakarzinom und – mit Einschränkungen – beim Kolonkarzinom nachgewiesen werden [1 – 3]. Hierbei besteht also ein höheres Erkrankungsrisiko bei Menschen mit vergleichsweise besserem Einkommen, höherer Bildung bzw. „White-Collar“-Jobs. Gegensätzlich ist die Verbindung bei malignen Lungen-, Mundhöhlen- und Magenkarzinomen [4 – 6].

Bei anderen Malignomen (auch den urologischen Tumoren) fehlt eine eindeutige positive bzw. negative Korrelation [7]. Die Ursachen der divergierenden Korrelationen von Krankheitsprävalenz und Sozialstatus liegen am ehesten in den von Tumorart zu Tumorart unterschiedlichen Risikofaktoren (Ernährung, Genussmittelkonsum, Umweltbedingungen, Genetik).

9.2.2 Vaskuläre Erkrankungen und Diabetes mellitus

Sowohl bei Gefäß- als auch bei der Zuckererkrankung weisen die meisten Studien klare Zusammenhänge der Prävalenz mit dem Sozialstatus nach. Sowohl die koronare Herzkrankheit als auch die periphere arterielle Verschlusskrankheit treten in den industrialisierten Staaten am häufigsten bei Menschen mit niedrigem sozialen Status auf. Es besteht also eine inverse Beziehung von sozioökonomischem Status und Krankheitsprävalenz. Auch für den Diabetes mellitus konnte eine solche Korrelation nachgewiesen werden [8,9].

CAVE: Die bisher durchgeführten Untersuchungen zum Einfluss des Sozialstatus auf die Gesundheit zeigen, dass es deutliche Zusammenhänge gibt. Bekannte Schädigungs- oder Schutzfaktoren (Ernährung, Umweltbedingungen, Genetik) korrelieren ebenfalls mit sozioökonomischen Parametern. Da bei fast allen Erkrankungen von einer multifaktoriellen Genese auszugehen ist, muss der Sozialstatus als ein (abhängiger) Risikofaktor für bestimmte Krankheiten angesehen werden.

9.3 Erektile Dysfunktion und Sozioökonomie

Betrachtet man die Beziehungen von Erektionsstörungen und wirtschaftlichem Status, ergeben sich zwei Bereiche mit den folgenden Fragen:

1. Gibt es einen Zusammenhang zwischen dem sozioökonomischem Status und der Prävalenz der erektilen Dysfunktion und wenn ja: Warum?
2. Welchen gesundheitsökonomischen und sozioökonomischen Einfluss haben erektile Dysfunktion und medizinische Maßnahmen?

9.3.1 Ergebnisse der Kölner und vergleichbarer Studien

Dem Zusammenhang sozioökonomischer Faktoren und Auftreten einer erektilen Dysfunktion wurde bisher noch zu wenig Beachtung geschenkt. Im Fragebogen der Kölner Studie wurde bezüglich des sozioökonomischen Status nach dem Einkommen gefragt, wobei die Angaben in neun Kategorien angegeben werden konnten (Kategorie 1: < 600 DM; < 300 €; Kategorie 9: > 5400 DM; > 2700 €). Die Auswertungen erfolgten in zwei Gruppen. Die Trennung erfolgte knapp unterhalb des durchschnittlichen Monatseinkommens im Jahre 1998 in der BRD (DIW): Gruppe mit niedrigem Einkommen (< 3000 DM; < 1500 €) und Gruppe mit mittlerem/hohem Einkommen (≥ 3000 DM; ≥ 1500 €).

Bei der Analyse aller Altersgruppen ergab sich ein signifikanter Unterschied ($p < 0{,}001$) zwischen der Gruppe mit niedrigem Einkommen gegenüber der besser verdienenden Gruppe hinsichtlich der Prävalenz der Erektionsstörung. So hatten in der ersten Gruppe 25,9% der Befragten Beschwerden im Sinne einer erektilen Dysfunktion, aber nur 15,1% der Männer in der finanziell besser gestellten Gruppe. Analysiert man die 1709 Männer aus der Altersgruppe der 50- bis 69-Jährigen separat, werden die Unterschiede noch größer ($p < 0{,}0001$). Der Anteil der Männer mit erektiler Dysfunktion lag in der Gruppe der Niedrigverdiener bei 35,6% gegenüber 20,4% in der zweiten Gruppe. Es zeigt sich eine nahezu konstante Verringerung der Prävalenz der erektilen Dysfunktion von den Schlechter- zu den Besserverdienenden hin (Abb. 9.**1**).

Wichtig ist auch die Analyse von Faktoren, die eventuell auch durch den Sozialstatus beeinflusst werden können. So spielt die höhere Partnerschaftsquote bei den finanziell besser gestellten (87,3 vs. 67,7%) sicher ebenso eine Rolle wie die höhere Raucherquote bei den Niedriglöhnern (41 vs. 29%). Die Männer aus der Gruppe der schlechter Verdienenden gaben auch häufiger als die besser Verdienenden eine arterielle Verschlusskrankheit (13,1 vs. 5,9%) und einen Diabetes mellitus (8,9 vs. 5,1%) an.

Zwei in den USA durchgeführte Studien wurden hinsichtlich der Korrelation von Sozialstatus und sexueller Dysfunktion ausgewertet. Die Daten von 1410 US-Amerikanern zwischen 18 und 59 Jahren wurden im Rahmen der „National Health and Social Life Survey" analysiert. Hierbei zeigte sich ein Zusammenhang zwischen einem plötzlichen Einkommensverlust und dem Neuauftreten einer Impotenz, sowie eine inverse Beziehung von Bildungsniveau und sexueller Dysfunktion [11].

Die Ergebnisse der MMAS, einer Longitudinalstudie mit Teilnehmerinterviews, bestätigen die Ergebnisse weit gehend. Die Resultate zeigen aber auch, dass es nach einer Stratifizierung mit Komorbiditäten, Lebensstil und Alter lediglich eine signifikante Korrelation mit dem Berufsstand („blue collar"- vs. „white collar"-Job) gibt, wobei die Arbeiter deutlich häufiger unter Erektionsschwierigkeiten leiden als die Angestellten bzw. Bürotätige [12].

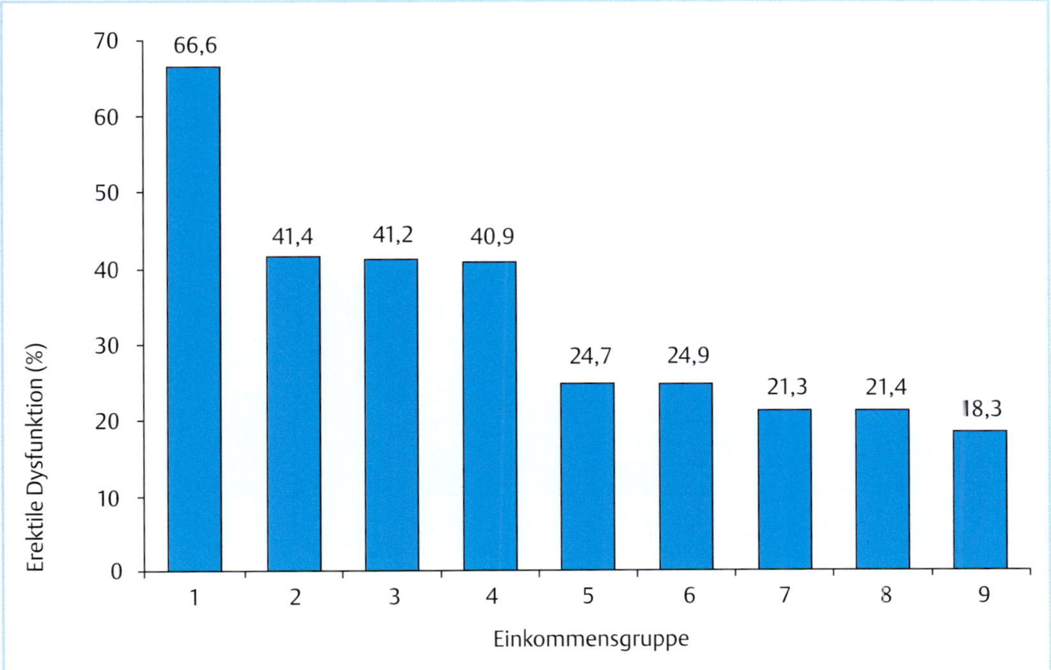

Abb. 9.1 Prävalenz der ED nach Einkommensgruppen bei den 50–69-Jährigen (Einkommen ansteigend).

9.3.2 Erklärungsansätze

Es besteht offenbar eine Verbindung zwischen dem Sozialstatus und dem Auftreten einer erektilen Dysfunktion. In der Kölner Studie wurde hinsichtlich des Sozialstatus lediglich nach dem Einkommen des Einzelnen gefragt. Für eine Untersuchung mit allgemeingültiger Aussage wäre jedoch eine Erhebung des Sozialstatus eine differenzierte Befragung (Haushaltseinkommen, Anzahl der im Haushalt wohnenden Menschen, Bildungsniveau, Berufsstand) notwenig. Es konnte also lediglich ein Trend gezeigt werden, jedoch kommen auch die US-amerikanischen Studien zu ähnlichen Ergebnissen.

CAVE: Die Feststellung, dass Ärmere häufiger Probleme mit Erektionen haben, ist zwar hiernach zulässig, jedoch muss bei der Interpretation die multifaktorielle Genese und die verschiedenartigen Ausprägungen der Erkrankung beachtet werden.

Die Erklärungsmöglichkeiten variieren stark. In mehreren Studien konnte man unterschiedliche Ernährungsgewohnheiten der Sozialschichten feststellen. In einer britischen Studie wurde eine Tendenz der Unterschicht hin zu billigen hochenergetischen Speisen (Fleisch, Fette, Zucker etc.) bei gleichzeitig geringer Berücksichtigung von Gemüse, Obst und Vollkornprodukten deutlich [13]. Auch Umwelteinflüsse, speziell die Exposition des Einzelnen mit Luftverschmutzung, Strahlen und Umweltgiften, sind bei der Krankheitsentstehung von entscheidender Bedeutung und möglicherweise findet sich hier eine höhere Belastung bei den unteren Schichten [14]. Es scheint auch ein unterschiedliches Gesundheitsbewusstsein zu herrschen mit einem daraus resultierenden differierenden Präventionsgedanken. Dabei ist die vom jeweiligen Gesundheitssystem des Landes abhängige medizinische Versorgung der Schichten ein sehr wichtiger Faktor.

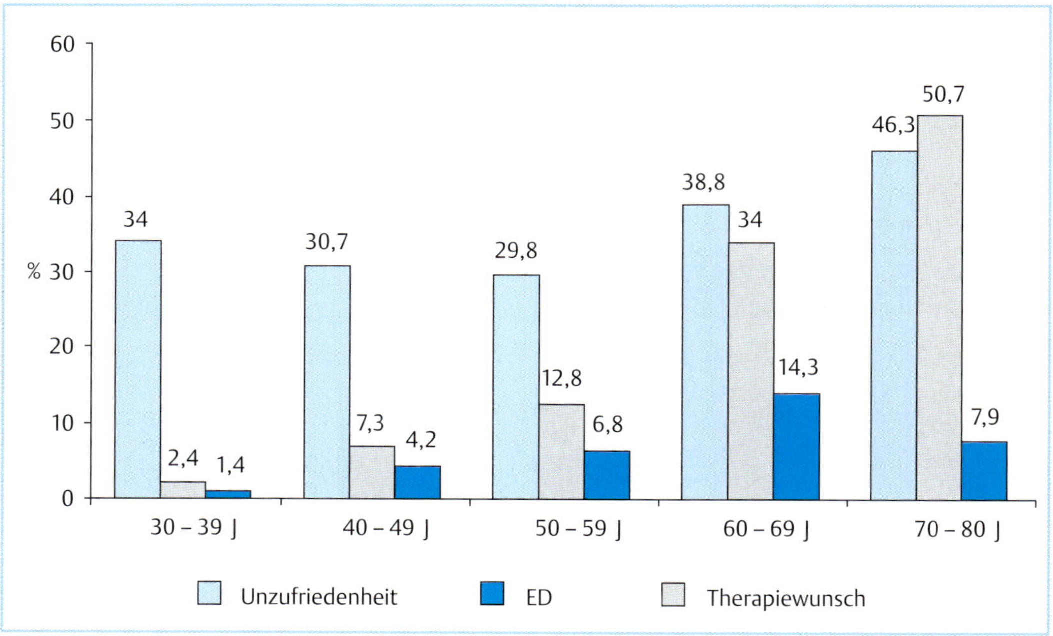

Abb. 9.**2** Unzufriedenheit mit dem Sexualleben, Prävalenz der erektilen Dysfunktion (ED) und Therapiewunsch nach Altersgruppen.

9.3.3 Sozio- und gesundheitsökonomische Einflüsse der ED

Die Einführung von Viagra® entfachte weltweit die Diskussion um die durch das Medikament entstehenden Kosten und die Übernahme dieser Kosten durch das jeweilige Versicherungssystem. Bald wurde klar, dass entschieden werden musste, ob es „Viagra auf Krankenschein" gibt oder nicht. In diesem Fall entstünden jedoch nicht nur Belastungen des Gesundheitssystems durch Kostenübernahme des Präparates. Eine so innovative Therapie hätte zwangsläufig ein Umdenken in der Gesellschaft zur Folge. Hierdurch würden auch mehr Patienten zur Abklärung und Therapie einer ED einen Arzt aufsuchen (s. Kap. 3).

Derzeit werden in der Bundesrepublik Deutschland die Kosten für PDE-5-Inhibitoren nicht von den gesetzlichen Krankenkassen erstattet. Zum Zeitpunkt der Einführung von Viagra® wurde – unter der Prämisse, dass das Medikament von den Versicherern bezahlt werden würde – eine Gesundheitskostenexplosion vorhergesagt, weil damit gerechnet wurde, dass jeder Mann mit einer erektilen Dysfunktion (damals wurde zumeist eine Zahl von 7,5 Millionen Betroffene in Deutschland vorausgesetzt) das Medikament will, es verträgt und es auch noch Wirkung zeigt. Bei einer angenommenen Koitusfrequenz von einmal pro Woche kalkulierte man zusätzliche Kosten von knapp 4 Milliarden Euro, bei einer Frequenz von zweimal pro Woche entsprechend das Doppelte [15]. Jedoch ist zu bedenken, dass weder jeder impotente Mann eine Therapie wünscht, noch bei jedem Patienten eine orale Medikation Besserung erzielt.

Eine differenzierte Betrachtungsweise für Großbritannien ergab einen sehr viel geringeren Mehrbetrag [16]. Die Studie bezifferte die Gesamtkosten, die in Großbritannien durch die erektile Dysfunktion entstehen, auf 53 Millionen britische Pfund. Hier wurde eine deutlich geringere Zahl von therapiebedürftigen Männern angenommen. Auch die Ergebnisse der Kölner Studie zeigten, dass nicht jeder Mann mit erektiler Dysfunktion auch einen Therapiebedarf hat (Abb. 9.**2**).

CAVE: Die Quote der Männer mit Therapiebedürftigkeit betrug in der Kölner Studie zwischen 1,4% in der Gruppe der 30 – 39-Jährigen und 14,3% in der Gruppe der 60 – 69-Jährigen. Ein weiterer Ansatzpunkt für eine geringere Belastung der Allgemeinheit ist sicher auch die Bereitschaft der betroffenen Patienten für eine etwaige Therapie der Störung zu bezahlen. Im Rahmen der Kölner Studie wurden die Männer auch nach einem möglichen eigenen finanziellen Beitrag zu den Therapiekosten einer Erektionsstörung gefragt. Je nach Altersgruppe waren zwischen 60,7% (70- bis 80-Jährige) und 88% (30 – 39-Jährige) der Männer mit Problemen bei der Erektion zur Zahlung eines Eigenanteils bereit, bis zu 51,6% auch Beträge von mehr als 50 DM (25 €) pro Monat.

9.4 Fazit

Zum jetzigen Zeitpunkt ist nicht klar, welchen sozioökonomischen Einfluss die erektile Dysfunktion und ihre Therapie hat und wie stark das Auftreten einer Erektionsstörung abhängig vom Sozialstatus ist [11]. Die bisher durchgeführten Studien zeigen einen Zusammenhang zwischen Prävalenz der Erkrankung und Merkmalen des sozialen Status. Es zeigt sich aber auch, dass eine direkte Kausalität nicht gegeben ist, sondern wohl andere Einflussgrößen entscheidend mitwirken (Begleiterkrankungen, Ernährungsunterschiede). Hier sind weitere Untersuchungen notwendig, um das eigentliche Ziel solcher Studien, nämlich eine bessere medizinische Versorgung vor allem im Sinne der Vorbeugung, zu erreichen.

Literatur

1. Williams RR, Horm JW. Association of cancer sites with tobacco and alcohol consumption and socioeconomic status of patients: interview study from the Third National Cancer Survey. J Natl Cancer Inst 1977; 58: 525 – 547
2. Rimpela AH, Pukkala EI. Cancers of affluence: positive social class gradient and rising incidence trend in some cancer forms. Soc Sci Med (England) 1987; 24: 601 – 606
3. Faivre J, Bedenne L, Boutron MC et al. Epidemiological evidence for distinguishing subsites of colorectal cancer. J Epidemiol Community Health 1989; 43: 356 – 361
4. Levi F, Negri E, La Vecchia C et al. Socioeconomic groups and cancer risk at death in the Swiss Canton of Vaud. Int J Epidemiol 1988; 17: 711 – 717
5. Greenberg RS, Haber MJ, Clark WS et al. The relation of socioeconomic status to oral and pharyngeal cancer. Epidemiology 1991; 2: 194 – 200
6. Kneller RW, McLaughlin JK, Bjelke E et al. A cohort study of stomach cancer in a high-risk American population. Cancer 1991; 68: 672 – 678
7. van Loon AJ, Brug J, Goldbohm RA et al. Differences in cancer incidence and mortality among socio-economic groups. Scand J Soc Med 1995; 23: 110 – 120
8. Pocock SJ, Shaper AG, Cook DG et al. Social class differences in ischaemic heart disease in British men. Lancet 1987; 2: 197 – 201
9. Helmert U, Shea S. Social inequalities and health status in western Germany. Public Health 1994; 108: 341 – 356
10. Laumann EO, Paik A, Rosen RC. Sexual dysfunction in the United States: prevalence and predictors. Jama 1999; 281: 537 – 544
11. Lewis RW. Epidemiology of erectile dysfunction. Urol Clin North Am 2001; 28: 209 – 215
12. Mackenbach JP, Kunst AE, Groenhof F et al. Socioeconomic inequalities in mortality among women and among men: an international study. Am J Public Health 1999; 89: 1800 – 1806
13. Aytac IA, Araujo AB, Johannes CB et al. Socioeconomic factors and incidence of erectile dysfunction: findings of the longitudinal Massachussetts Male Aging Study. Soc Sci Med 2000; 51: 771 – 778
14. James WPT, Nelson M, Ralph A et al. Socioeconomic determinants of health: The contribution of nutrition to inequalities in health. BMJ 1997; 314: 1545
15. Woodward A, Boffetta P. Enviromental exposure, social class and cancer risk. IARC Sci Publ 1997; 138: 361 – 367
16. Krimmel L. Potenzpille Viagra: Super-GAU für die GKV. Deutsches Ärzteblatt 1998; 95: 1512
17. Plumb JM, Guest JF. Annual cost of erectile dysfunction to UK Society. Pharmacoeconomics 1999; 16: 699 – 709

10 Nichtinvasive und nichtmedikamentöse Therapieoptionen

F. Sommer

10.1 Sport gegen ED?

Die erektile Dysfunktion ist mit ihrer Prävalenz von 19,2% über alle Altersgruppen mit der KHK (koronare Herzkrankheit) zu vergleichen [1]. Mit fortschreitendem Alter nimmt die Häufigkeit der KHK stetig zu [2]. Die konservative Therapie bzw. die Prävention der KHK durch körperliches Training ist belegt [3]. Da der KHK und der erektilen Dysfunktion die gleichen pathophysiologischen Veränderungen zugrunde liegen, scheint eine konservative Therapie bzw. Prävention der erektilen Dysfunktion durch Training ebenfalls möglich [4]. Die entscheidenden Mitveränderungen, die zu einer Zunahme der altersbedingten erektilen Dysfunktion führen, sind die Abnahme der penilen Sauerstoffversorgung, der penilen Gewebscompliance und der maximalen penilen Durchblutung (systolischer Spitzenfluss) während der Erektion.

10.2 Abnahme der penilen Sauerstoffversorgung

Dem Sauerstoffpartialdruck kommt eine zentrale Rolle bei der Regulation der Schwellkörperfunktion zu. Eine gute Oxygenierung des Penis wird einerseits bei sexueller Erregung, andererseits auch während des Schlafes erreicht. Männer haben drei bis vier erektile Episoden während der Nacht und erreichen so eine gute Oxygenierung der Corpora cavernosa für etwa 1,5 bis 3 Stunden [5]. Bei gesunden Männern bestehen diese nächtlichen Erektionsphasen lebenslänglich, nehmen allerdings an Frequenz und Dauer mit fortschreitendem Alter ab. Prinzipiell besteht im Penisschwellkörper ein sehr niedriger Sauerstoffpartialdruck; man findet eher hypoxische Verhältnisse vor. Während sexueller Aktivität oder zunehmender Tumeszenz steigt die arterielle Durchblutung und der Sauerstoffdruck (pO_2) in den Schwellkörpern von 25 – 40 mm Quecksilbersäule (Hg) auf 90 – 100 mmHg [6]. Bei niedrigem Sauerstoffpartialdruck wird das Wachstum der glatten Muskelzellen gehemmt und es wird die Synthese von Kollagen und Bindegewebe induziert [7]. Bei relativ hohen Sauerstoffpartialdrücken kommt es zur Entspannung der glatten Trabekularmuskulatur, Zunahme der NO-Synthese, Hemmung der Kollagen- und Bindegewebssynthese.

10.3 Abnahme der penilen Gewebscompliance

Der Kollagenfasergehalt, der vom penilen Sauerstoffpartialdruck abhängig ist, nimmt im Corpus cavernosum deutlich zu [8]. Damit kommt es zu einer Abnahme der penilen Gewebscompliance und langfristig zu einer erektilen Dysfunktion [9]. Im gesunden Corpus cavernosum beträgt das Verhältnis glatte Muskulatur zu Bindegewebe etwa 50 : 50 [10]. Alle Veränderungen dieser Gewebszusammensetzung – sprich: eine zunehmende Fibrosierung der Schwellkörper – führt zu einer Verminderung der Schwellkörpercompliance [11 – 13]. Eine Studie konnte anhand von Schwellkörperbiopsien nachweisen, dass es mit zunehmendem Alter zu einer Abnahme der Konzentration der glatten Muskelzellen und zu einer Zunahme von Bindegewebe und Kollagen in den Schwellkörpern kommt [14].

10.4 Abnahme der maximalen penilen Durchblutung

Eine weitere Untersuchung konnte durch dopplersono- und angiodynographische Untersuchungen an gesunden Probanden mit guten Erektionen zeigen, dass der systolische Spitzenfluss mit dem Alter abnimmt [15]. Tab. **10.1** stellt die altersabhängige Veränderung der penilen Durchblutung während der Erektion dar.

Tab. 10.**1** Altersabhängige Abnahme der penilen Durchblutung, dargestellt mittels des systolischen Spitzenflusses während der Erektion

Alter (Jahre)	mittlerer systolischer Spitzenfluss (cm/s) ± SD	mittlerer Widerstandsindex ± SD
< 30	65,8 ± 17,1	1,11 ± 0,12
30 – 39	54,3 ± 18,4	1,13 ± 0,20
40 – 49	51,3 ± 16,9	1,17 ± 0,11
> 50	49,1 ± 13,0	1,13 ± 0,13

Tab. 10.**2** Mittelwert der Sauerstoffpartialdruck-Werte vor und nach der Intervallbelastung bei den verschiedenen Trainingsarten. Im Vergleich die Werte während einer Erektion (Prostaglandin-Stimulation)

	Liegefahrrad	Laufen	Steppen	Skipping	Beinpresse	Erektion
Ruhewerte (mmHg)	38,2	36,9	40,1	39,4	40,6	38,8
Werte während des Trainings bzw. nach Stimulation (mmHg)	98,2	96,8	93,1	97,8	95,2	97,9

Durch bestimmtes Intervalltraining, wie beispielsweise am Liegefahrrad, beim läuferischen Intervalltraining oder am Stepper (Ergometer für das Treppensteigen) und beim Training an der Beinpresse wurde gezeigt, dass ein so genanntes „Steal-Phänomen" am Penis induziert werden konnte mit kompensatorischer Durchblutungssteigerung und Hyperoxygenierung des Corpus cavernosum [16]. Die Ergebnisse dazu fasst Tab. 10.**2** zusammen.

Um das läuferische Intervalltraining auch zu Hause – eben in den eigenen vier Wänden – durchführen zu können, wurde der Kniehebelauf („Skipping" [VigorRobic®]) praktiziert. „Skipping" ist eine abgewandelte Lauftrainingsform und ermöglicht ein gezieltes Intervalltraining.

In mehreren Studien wurde der Effekt von gezieltem Training auf die Erektionsfähigkeit der Patienten getestet. Sommer et al. untersuchten über einen Zeitraum von 12 Monaten die penile Durchblutung und die erektile Funktion zweier Gruppen von Patienten mit erektiler Dysfunktion [17]. Eine Gruppe (Gruppe I) führte spezielle Übungen der penilen Durchblutung und der gesteigerten Oxygenierung des Corpus cavernosum durch, während eine Kontrollgruppe (Gruppe II) keine medikamentöse Therapie über diesen Zeitraum erhielt.

Die Gruppe, die regelmäßiges gezieltes Training durchführte, zeigte sowohl eine signifikante Steigerung des systolischen Spitzenflusses (Abb. 10.**1**) als auch eine signifikante Besserung der Erektionsfähigkeit, die mittels der standardisierten Fragebögen, wie beispielsweise dem IIEF erhoben worden sind [17].

10.5 Steigerung der penilen Rigidität durch Beckenboden-Übungen

Ein differenter Aspekt der erektilen Dysfunktion stellt die Beeinflussung der venookklusiven Funktion des Corpus cavernosum dar, da sich bei etwa 20 – 35% der Patienten mit erektiler Dysfunktion eine venöse Verschlussstörung findet [18,19]. Hier strömt das arteriell in die Corpora cavernosa transportierte Blut vorzeitig über das venöse System ab. Klinisch berichten die Patienten über einen vorzeitigen Erektionsverlust oder die meisten Männer beklagen eine Abnahme der maximal erreichbaren Rigidität [20].

Die den Schwellkörper umhüllende quer gestreifte ischiokavernöse Muskulatur kann den intrakavernösen Druck am tumeszenten Schwellkörper erhöhen, wenn die Muskulatur willkürlich innerviert wird [21]. Es konnte nachgewiesen werden, dass die Kontraktion der Mm. ischiocavernosi (IC) im Erektionsablauf essenziell für das Erzielen suprasystolischer intrakavernöser Drücke und damit für die Rigidität einer Erektion ist [17,20]. Bevor der Patient diese Übungen durchführt, sollte er sich erst einmal mit der Anatomie vertraut machen.

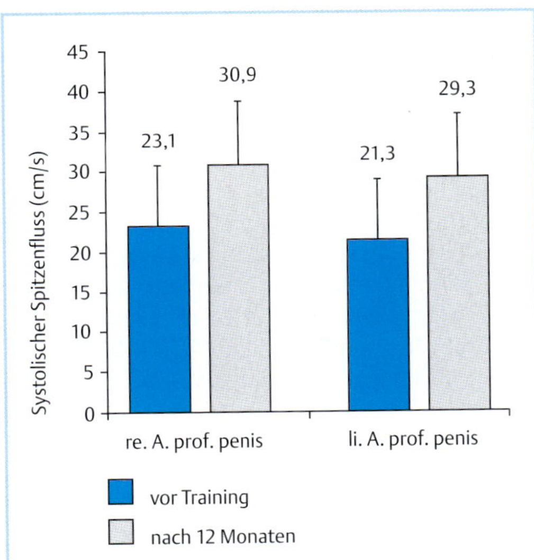

Abb. 10.1 Veränderung des systolischen Spitzenflusses der Schwellkörperarterien während des Trainings über 12 Monate.

10.5.1 Wo sitzt der „Potenzmuskel" ?

Dazu legt man am besten zwei Finger zwischen Skrotum und Anus (Abb. 10.2). Bei den meisten Menschen ist die Fettschicht dort unter der Haut gering genug, um die Muskeln darunter zu spüren, insbesondere, wenn man diese Muskeln willkürlich anspannt, spürt man, wie sich eine strangartige Struktur aufspannt (Erklären Sie Ihrem Patienten Folgendes, damit er lernt, diesen Muskel anzuspannen: „Stellen Sie sich vor, dass ein kleines Tuch Ihren Penis bedeckt. Versuchen Sie nun, dieses Tuch nach oben in Richtung Bauch zu bewegen.).

10.5.2 Richtiges Training

Zweck der ausgezeichneten Übung „Beinheben in Seitenlage" ist es, die IC-Muskulatur in Kombination mit den Adduktoren zu trainieren. Erklären Sie Ihrem Patienten Folgendes:

Ausgangsstellung: Legen Sie sich seitlich auf den Boden und den Kopf auf den unteren gebeugten Arm. Strecken Sie das untere Bein und ziehen Sie den Fuß zum Körper nach oben an. Das obere Bein wird jetzt um 90° gebeugt und über das untere Bein nach vorn abgelegt (Abb. 10.3 a). Das gibt dem Körper eine stabile Lage

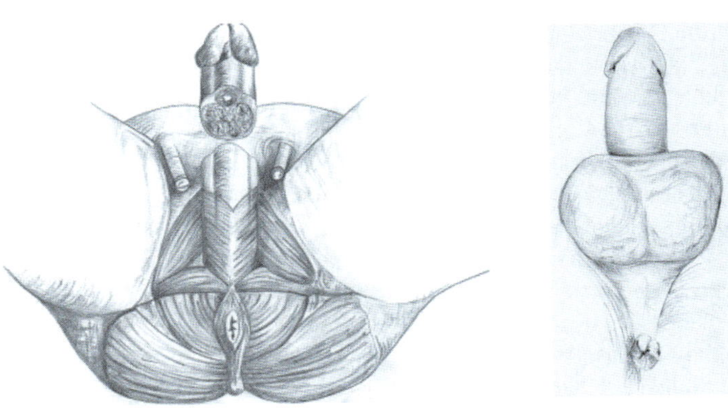

Abb. 10.2 Lokalisation der Mm. ischiocavernosi.

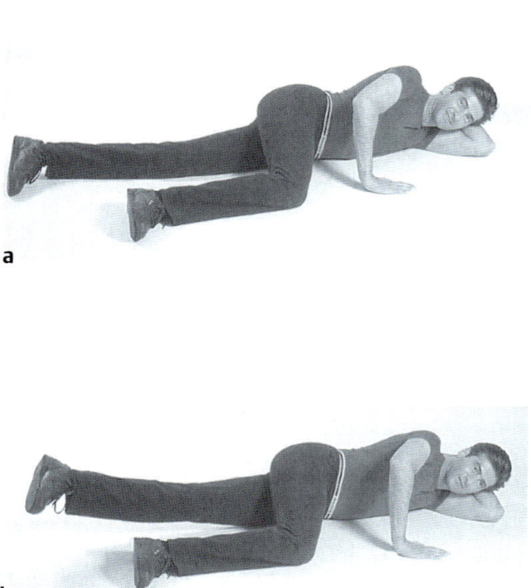

a

b

Abb. 10.3 **a + b** Übungsbeispiel „Beinheben in Seitenlage".

Bewegungsausführung: Heben Sie, ohne den Oberkörper zu verschieben, das vordere gestreckte Bein durch Anspannen der inneren Oberschenkelmuskulatur vom Boden (Abb. 10.**3 b**), soweit es Ihnen möglich ist, ab. In der Endposition erfolgt eine kurze Anspannung und dann führen Sie das Bein wieder langsam zum Ausgangspunkt zurück. Legen Sie den Fuß dabei nicht auf dem Boden ab, um die Spannung nicht zu verlieren.

10.5.3 Studienergebnisse

In einer plazebokontrollierten, dreiarmigen Studie (1. Gruppe: spezielle VigorRobic®-Übungen für die IC-Muskulatur, 2. Gruppe: Viagra®-Einnahme „on demand", 3. Gruppe: Plazeboeinnahme „on demand") wurden bei Patienten mit Ausbildung einer venösen Insuffizienz die Rigidität und die Besserung der Erektion über eine Periode von 16 Wochen gemessen. Die Ergebnisse zeigten, dass es in der VigorRobic®-Gruppe [1] bei 80%, bei der Viagra®-Gruppe [2] bei 74% und bei der Plazebogruppe [3] bei 18% der Patienten zu einer Besserung der Erektionsfähigkeit kam [22]. Zusätzlich wurde eine durchschnittliche Steigerung der Rigidität bei Gruppe 1 (VigorRobic®-Gruppe) von 48% nach vier Monaten gemessen [23]. Claes führte eine Vergleichsstudie bei Patienten mit kavernosonographisch nachgewiesenem „venösen Leck" (venookklusive Dysfunktion) durch [24]. Hierbei wird eine Therapie mittels physiotherapeutischer Auftrainierung der Beckenbodenmuskulatur mit der von der penilen Venenchirurgie verglichen. Bei einem Follow-up von 4 Monaten sind 46% der Patienten, die eine Physiotherapie erhielten, geheilt, 28% zeigen eine Verbesserung der Erektionsfähigkeit und 26% eine unveränderte Symptomatik. Nach peniler Venenchirurgie erhielt man bei gleicher Nachbeobachtungszeit folgende Werte: 61% geheilt, 24% verbessert und 15% unverändert, wobei Claes in dieser Studie auch Patienten mit massiver Insuffizienz untersuchte. Bei Patienten mit einem solchen ausgeprägten Befund hat ein konservativer Therapieansatz nur wenig Aussicht auf Erfolg [25].

Gezieltes Beckenbodenmuskulatur (VigorRobic®)-Training führte bei Männern mit gering- bis mittelgradiger venöser Insuffizienz zur Verbesserung der penilen Rigidität. Mittels ausgewählter Übungen ist es möglich, eine Prävention der venookklusiven Insuffizienz zu erzielen.

10.6 Transkutane Elektrostimulation der Beckenbodenmuskulatur

Auf die Bedeutung der Beckenbodenmuskulatur insbesondere auf die Mm. ischiocavernosi wurde schon hingewiesen. Neben der direkten Trainierbarkeit dieser Muskulatur durch gezielte sportliche Übungen ist es auch möglich, die quer gestreifte Beckenbodenmuskulatur durch transkutane Elektrostimulation gezielt aufzubauen. 48 Patienten mit erektiler Dysfunktion führten über einen Zeitraum von drei Monaten die Therapie der transkutanen Elektrostimulation durch. Hierzu wurde ein Erec-fit-Gerät der Alphamed GmbH, wobei 2 Stimulations-Ring-Elektroden um den Penisschaft gelegt wurden und täglich 20 Minuten lang stimuliert wurde, verwendet. Bei 58% der in die Studie eingeschleusten Patienten kam es nach 3 Monaten zu einer signifikanten Verbesserung des Erektionsvermögens [17].

10.7 Funktionelle Elektrostimulation des Corpus cavernosum (FEMCC)

Der Einsatz der funktionellen Elektrostimulation der glatten kavernösen Muskulatur führte bei 23% der Patienten, die alle Non-Responder auf vasoaktive Substanzen waren, zu koitusfähigen Erektionen. Des Weiteren konnte bei 14% dieser Patienten eine Konvertierung von Non-Respondern zu Respondern auf die intrakorporal verabreichte Injektionstherapie (Prostaglandin) beobachtet werden [26]. Diese Methode führte aber zu einer nur begrenzten Akzeptanz, weil die Patienten täglich 3–5× 20 Minuten die Elektrostimulation der glatten kavernösen Muskulatur durchführen mussten. Die Therapie muss zusätzlich auch noch mindestens über sechs Monate erfolgen.

10.8 Vakuumtherapie und Erektionsring

Schon 1874 beschrieb J. King, dass man mithilfe einer kleinen Vakuumpumpe die Penisgefäße aktivieren kann und somit die Erektion verbessert [27]. Verschiedene Pumpsysteme sind auf dem Markt. Die Funktionsweise der unterschiedlichen Vakuumapparate erfolgt nach einem einheitlichen Wirkprinzip: Ein Plastikzylinder, dessen Unterrand außen und innen mit einem Abdichtungsgel eingerieben wird, wird in stehender Position über den Penis gestülpt und fest gegen den Körper gepresst. Der Plastikzylinder ist mit einem Pumpsystem verbunden. Durch die Betätigung der Pumpe wird in dem luftdicht abgeschlossenen Zylinder ein Vakuum erzeugt, wodurch sich der Penis passiv mit Blut füllt und versteift. Wenn eine ausreichende Rigidität erreicht ist, wird von dem proximalen Zylinderende der vor Anlegen des Apparates übergestreifte Gummiring auf den Penis abgerollt, das Vakuum abgelassen und der Zylinder entfernt. Durch den Gummiring, der sich an der Penisbasis befindet, kommt es zur Verhinderung des Abflusses des gestauten Blutes, das sich im Schwellkörper befindet. Somit bleibt die Gliedsteifigkeit erhalten. Ein Nachteil des Erektionsringes ist, dass sich dieser an der Penisbasis befindet und die proximal von dem Gummiring befindenden Schwellkörperanteile nicht „eregiert“ sind. Dadurch wird eine gewisse Instabilität an der Penisbasis verursacht. Die Patienten berichten darüber, dass sie oft manuell nachhelfen müssen, um die vaginale Penetration anfänglich durchzuführen. Die Akzeptanz der Therapie der erektilen Dysfunktion mit einer Vakuumpumpe und mit einem Erektionsring ist nur sehr gering. Insgesamt bevorzugen ca. 6,1% aller Männer, die an einer erektilen Dysfunktion leiden, diese Therapieoption [28]. Des Weiteren zeigen Studien, dass die Drop-out-Rate unter Verwendung dieser Behandlungsalternative sehr groß ist. In der Literatur wird diese Rate mit 67–90% angegeben [29, 30].

Die alleinige Anwendung eines Erektionsrings zur Drosselung des venösen Abflusses führt durchschnittlich bei ca. 10% aller Patienten, die an einer Störung des venookklusiven Systems leiden, zur suffizienten Erektion. In der Literatur wurden vereinzelt Kombinationen von SKAT- bzw. MUSE-Therapien mit dem Erektionsring als erfolgreich beschrieben. Insgesamt spielt die mechanische Kompression der Penisbasis mit einem Erektionsring kaum eine Rolle.

10.9 Akupunktur

In der Literatur wurden zum Thema Akupunktur bisher Kasuistiken oder Untersuchungen an Gruppen von weniger als 20 Patienten publiziert [31, 32]. KHO u. Mitarb. berichteten darüber, dass in ihrer Studie die Erektionsqualität bei 15% der behandelten Patienten zugenommen hatte. Des Weiteren konnte man eine Zunahme der sexuellen Aktivität bei 31% der Patienten feststellen. Allerdings konnten diese angegebenen Verbesserungen der Patienten nicht von der befragten Partnerin bestätigt werden [33]. Größere Studien zur Evaluierung des Stellenwertes der Akupunktur bei der Therapie der erektilen Dysfunktion stehen noch aus.

10.10 Psychotherapie (CDB)

Für 45% der Erektionsstörungen sind organische Ursachen verantwortlich und in bis zu 20% der Fälle liegt eine rein psychische Genese zugrunde. Bei ca. 35% findet man Mischformen.

Die Heilungs- und Entwicklungsprozesse des Patienten durch die Anwendung psychoanalytischer oder verhaltenstherapeutischer Behandlungen sind oft langwierig. Viele Patienten sind oft nicht bereit, Wochen, Monate oder sogar Jahre auf eine „Heilung" zu warten. Man möchte schnell die gewünschten Ergebnisse erzielen. Dies führte dazu, dass wir nach Behandlungskonzepten innerhalb der Psychoanalyse und Psychotherapie suchten, die diesem Verlangen nach schnellerer „Heilung" gerecht werden konnten. Man entwickelte die neue Methode der Imagination von divergierenden Selbstkonzepten (Creativ-dynamische Bildsynthese, CDB) [34,35]. Sie arbeitet nach dem Prinzip der Integration von zwei anfänglich divergierenden Selbstkonzepten in ein schließlich vereinigtes drittes Konzept. Die ersten beiden Konzepte werden durch imaginierte Gestalten ausgedrückt, die von den Patienten gezeichnet oder gemalt werden. Das dritte Bild enthält positive Veränderungen von Gefühlen und Eigenschaften des Patienten und wird ihm als Selbst-Suggestions-Bild zur Selbstbehandlung mitgegeben. Dies klingt alles sehr kompliziert – ist es aber nicht! Anhand eines Patientenbeispieles wird dieses einfach durchzuführende und zu erlernende Konzept erläutert:

Abb. 10.**4** zeigt das mit CDB erstellte Symptombild eines 36-jährigen Mannes, Grafiker von Beruf, der seit über sechs Jahren an einer nichtsomatisch bedingten Impotenz leidet.

Der Patient erhielt die Aufgabe, während einer Entspannungsphase in das mit der erektilen Dysfunktion verbundene Gefühl einzutauchen und sich eine menschliche Gestalt vor seinem inneren Auge vorzustellen. Dieses Bild sollte er im Anschluss zeichnerisch festhalten. Man erkennt, dass der Patient sich als kleinen Mann sieht – klein wie ein Zwerg, der von einer großen Hand – vermutlich der Hand einer Frau – geführt wird. Er geht in die Richtung, die ihm die große Hand weist. Er trägt in der linken Hand eine Maske, die ein gleichmütiges Gesicht zeigt. Sein eigenes Gesicht ist eher missmutig, unsicher, ratlos. Der Patient fühlt sich abgelehnt, nervös, traurig, unsicher und bezüglich seiner sexuellen Kontakte eher unfähig („kann sie nicht befriedigen") und resigniert.

Nach der Erstellung dieses Symptombildes, wurde die Aufgabe gestellt, ein „Aggressionsbild" zu erstellen (Abb. 10.**4 b**).

Das gezielt erarbeitete Aggressionsbild zeigt den Patienten kampfbereit und voller Energie. Er hat so viel Kraft, dass er die Weltkugel, die er in seiner rechten Hand hält, zerquetscht. Die Größenverhältnisse haben sich geändert. War er in Bild 1 klein wie ein Zwerg, so ist er jetzt riesengroß im Verhältnis zur Weltkugel. Auch ein gewisses Maß an Selbstbewusstsein tritt zu Tage. Aber die Aggression ist unkontrolliert, ungebändigt und gefährlich.

Danach erhielt der Patient die Aufgabe, „Symptom-" und „Aggressionsbild" vor dem geistigen Auge miteinander zu verschmelzen.

Abb. 10.**4 c** zeigt das Ergebnis dieser Verschmelzung. Zunächst sah er nur einen riesigen Penis, sagte der Patient. Dann entdeckte er sich selbst – wiederum als kleine Person, die sich an diesem Penis wie an einer fliegenden Rakete festhält. Dieses dritte verschmolzene Bild enthält positive Wandlungen des Symptombildes. Der Patient lässt sich nicht unterkriegen und ist dabei, etwas Neues zu starten. Man sieht ihn in entspannter Haltung mit fliegenden Rockschößen und wehendem Schal in Bewegung. Er fühlt sich befreit, selbstbewusst, hat den Eindruck, selber zu steuern, ehrgeizig und zufrieden. Die gelungene Erektion – das Ziel der Behandlung – zeigt sich im Bild des erigierten Penis.

Man bringt den Patienten dazu, ein Bild einer positiven eigenen Entwicklung in der Fantasie hervorzubringen. Der Patient soll sich dann täglich ein- bis dreimal in das dritte Bild einfühlen. Es ist so wie ein täglich anzuwendendes Medikament. Dieses dritte Bild – täglich in Autosuggestion wieder erinnert – induziert schließlich bei ihm die Besserung der Symptomatik.

In einer dreiarmigen plazebokontrollierten Studie wurde die erektogene Wirkung der Imagination eines besser integrierten Selbstkonzeptes bei 69 Männern mit psychogener erektiler Dysfunktion evaluiert [35]. Man fand heraus, dass die neue Methode der Imagination von divergierenden Selbstkonzepten ein potentes Mittel zur Behandlung von Männern mit psychogener Impotenz ist.

CDB ist eine einfache psychotherapeutische Methode, die schon nach kurzer Einarbeitungszeit anzuwenden ist. Die Methode ist sehr kosteneffektiv. Sie ist für diejenigen niedergelassenen Kollegen geeignet, welche die Ziffern der „psychosomatische Grundversorgung" abrech-

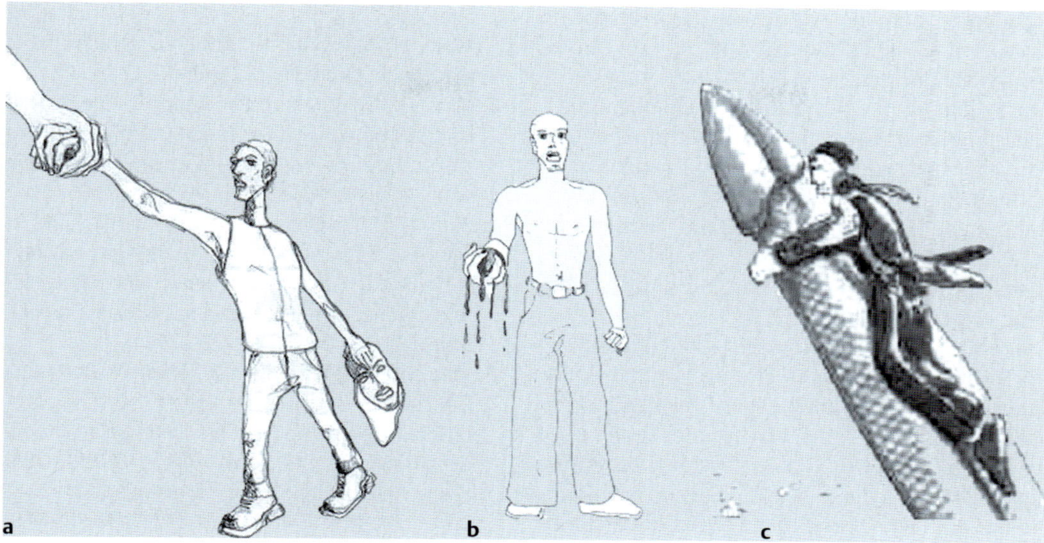

Abb. 10.4 **a** Symptombild Abb. 10.4 **b** Aggressionsbild Abb. 10.4 **c** Integrationsbild.

nen und anwenden können. Dann ist sie eine sehr gute Option für die Therapie der psychogenen Impotenz.

Hypnose

Zur Vervollständigung der psychotherapeutischen Optionen sollte man auch die Anwendung der Hypnose-Technik bei erektiler Dysfunktion nennen. Es wird vermutet, dass Hypnose bei Patienten mit rein psychogener erektiler Dysfunktion zu einer Verbesserung der Erektionen führen kann [36–38].

10.11 Zusammenfassung und Ausblick

Es gelang, den therapeutischen und präventiven Effekt von gezielten, sportlichen Übungen auf den Erhalt der erektilen Funktion nachzuweisen [4].

Zu den drei physiologisch wichtigsten Komponenten des Erektionsablaufs zählen:

(1) Integrität des penilen Gefäßsystems, das eine rapide arterielle Perfusionssteigerung ermöglicht (Erhalt und Verbesserung des systolischen Spitzenflusses),

(2) Sicherstellung der spezifischen Schwellkörper-Compliance, durch die eine volle penile Tumeszenz erreicht wird,

(3) maximale Drosselung des venösen Abflusses, die zum Erlangen einer suffizienten penilen Rigidität erforderlich ist.

Für alle konnten jeweils spezielle Übungen und Trainingsprogramme vorgestellt sowie deren Effektivität belegt werden.

Weiterhin konnte gezeigt werden, dass eine Hyperämie des Penis, durch Ausnutzen des Steal-Phänomens, Sauerstoffpartialdrücke zeigt, die mit denen von Erektionen zu vergleichen sind. Das Erlangen nächtlicher Erektionen (NPT) ist eine wichtige Voraussetzung für den Erhalt der Erektionsfähigkeit. Die drei- bis fünfmalige nächtliche Hyperoxygenierung beugt einer Fibrosierung und damit einer Minderung der penilen Compliance durch erhöhte Kollagenproduktion und Verlust der glatten Muskelzellen des Corpus cavernosum vor. Im Alter nehmen die Anzahl und die Dauer der spontanen NPT ab. Die deutlich bessere Oxygenierung des Corpus cavernosum durch regelmäßiges Training über einen Zeitraum von 12 Monaten führte zu einer signifikanten Verbesserung der erektilen Funktion [7].

Zudem konnte der Nachweis dafür erbracht werden, dass ein gezieltes Training bzw. eine elektrische Stimulation der Mm. ischiocavernosi eine Erhöhung des Tonus der Beckenbodenmuskulatur bewirkt. Dadurch werden die proximalen Schwellkörperenden, also die Crura penis, komprimiert und der penile venöse Abfluss wird während der Erektion gedrosselt. Der intrakavernöse Druck kann auf suprasystolische Werte ansteigen und der Penis erhält auf diese Weise seine verstärkte Rigidität [7,17].

Heute hat die Therapiebedürftigkeit der erektilen Dysfunktion beträchtlich zugenommen und daher kommt entsprechenden medizinischen Maßnahmen auch eine wachsende Bedeutung zu. Eine intakte Sexualität stellt einen wesentlichen Bestandteil der Lebensqualität im Alter dar. Die Erkrankung der erektilen Dysfunktion ist ein enormes gesundheitspolitisches Thema und stellt einen beachtlichen Kostenfaktor dar.

Die Eröffnung von Möglichkeiten, durch gezieltes sportliches Training, wie beispielsweise VigorRobic®, eine nebenwirkungsfreie und zudem kostengünstige Prävention der erektilen Dysfunktion zu bewirken, bedeutet einen wesentlichen medizinischen Fortschritt.

Literatur

1. Braun M, Wassmer G, Klotz T, Reifenrath B, Mathers M, Engelmann U. Epidemiology of erectile dysfunction: Results of the „Cologne Male Survey“. Int J Impot Res 2000; 12: 1 – 7
2. Ford ES, Giles WH, Croft JB. Prevalence of nonfatal coronary heart disease among American adults. Am Heart J 2000; 139: 371 – 377
3. Hollmann W. Impact of physical activity in preventive and rehabilitative cardiology. Sb Lek 1994; 95(2): 75 – 88
4. Sommer F, Klotz T. Wege zur körperlichen Fitness im Männerleben. In Männergesundheit, Hrsg: Jacobi und Hellmis, Schnetztor-Verlag, Konstanz, 2002
5. Fischer C, Gross J, Zuch J. Cycle of penile erections synchronous with dreaming (REM) sleep: preliminary report. Arch Gen Psychiatry 1965; 12: 29 – 45
6. Lerner SE, Melman A, Christ GJ. A review of erectlie dysfunction: new insights and more questions. J Urol 1993; 149: 1246
7. Sommer F. Das gezielte Beckenbodenprogramm für den Mann. Symposiumsband: „Sports meets medicine – Urologie und Sport“ 2001
8. Matsuura S, Murakumo M, Kanno T. Age related changes on collagen arrangement of rat corpus cavernosum: a scanning electron microscopic study. J Urol 1997; 157, No. 4 Suppl. 360
9. Sommer F, Schwarzer U, Caspers HP, Klotz T, Haupt G, Engelmann U. Impotence in Caclists – is there any difference in penile blood flow during cycling in an upright versus a reclining position? Eur Urol 2001; 39: 720 – 723
10. Mersdorf A, Goldsmith PC, Diederichs W, Padula CA, Lue TF, Fishman IJ, Tanagho EA. Ultrastructural chaneges in impotent penile tissue: a comparison of 65 patients. J Urol 1991; 145: 749 – 785
11. Krane RJ, Goldstein I, Saenz de Tejada I. Impotence. Medical Progress. N Engl J Med 1989; 321 : 1648 – 1659
12. Lerner SE, Melman A, Christ GJ. A review of erectile dysfunction. New insights and more questions. J Urol 1993; 149: 1246
13. Moreland RB. Ist there a role of hypoxemia in penile fibrosis. A viewpoint presented to the Society for the Study of Impotence. Int J Impot Res Jun 1998; 10 (2): 113 – 120
14. Wespes E, de Goes PM, Schulman CC. Age-related changes in the quantification of the intracavernous smooth muscles potent men. J Urol 1998; 159 No. 5: Suppl. 99
15. Chung WS, Park YY, Kwon SW. The impact of aging on penile hemodynamics in normal responders to pharmacological injection: a Doppler sonographic study. J Urol 1997; 157: 2129 – 2131
16. Sommer F, Schwarzer U, Caspers HP, Klotz T, Haupt G, Engelmann U. Impotence in Caclists – Is there any difference in penile blood flow during cycling in an upright versus a reclining position? Eur Urol 2001; 39: 720 – 723
17. Sommer F, Schwarzer U, Graf C, Klotz T, Engelmann U. Veränderung der penilen Durchblutung beim Radsport – Wie verhindert man eine Minderdurchblutung. Dtsch Med Wschr 2001; 126: 34/35: 939 – 943
18. Porst H, Buvat J, Meulemann E, Michal V, Wagner G. Intracevernous Alprostadil Alfadex – an effective and well tolerated treatment for erectile dysfunction. Results of a long-term European study. Int J Impot Res 1998; 10: 225 – 231

19. Porst H. Therapie der erektilen Dysfunktion – Neuromodulatorische und molekulare Grundlagen. NBP Sonderausgabe 1998; 13
20. Derouet H, Nolden W, Jost WH, Osterhage J, Eckert RE, Ziegler M. Treatment of erectile dysfunction by an external ischiocavernososus muscle stimulator. Eur Urol 1998; 34: 355–359
21. Michal V, Simana J, Rehak J, Masin J. Haemodynamics of erection in man. Physiol Bohemoslov 1983; 32: 497–9
22. Sommer F, Peters, Klotz T, Michna H, Schoenenberger A, Engelmann U. Sport und Bewegung in der Prävention Urologischer Erkrankungen (Uro-Onkologie und Erektile Dysfunktion). Urologe 2002; in press
23. Sommer F. Konservative Behandlungsmöglichkeiten: Venöse Insuffizienz bei impotenten Männern. Symposium Medical 2002; 4: 37–39
24. Claes H, Bijnens B, Baert L. The hemodynamic influence of the ischiocavernosus muscles on erectile function. J Urol Sep 1996; 156(3): 986–990
25. Sommer F, Obenaus K, Engelmann U. Cure of non organic impotence by creative-dynamic synthesis of imaginations. Int J Impot Res 2001; 13: 268–275
26. Stief CG, Weller E, Noack T, Djamilian M, Meschi M, Truss M, Jonas U. Functional electromyostimulation of the Corpus cavernosum penis-preliminary results of a novel therapoeutic option for erectile dysfunction. World J Urol 1995; 13(4): 243–247
27. Porst H. Manual der Impotenz. 1. Auflage Bremen: UNI-MED, 2000; ISBN 3–89599–455–3
28. Graham P, Collins JP, Thijssen AM. Popularity of the vacuum erection device in male sexual dysfunction. Int J Impot Res 10, 1998; Suppl 3, S6
29. Lewis RW. After a decade of venous surgery- is there a place of it in 1996? Porst H. (ed.) Penile Disorders. Springer-Verlag, Berlin-Heidelberg-New York, 1997; 225–242
30. Witherington R. Vacuum constriction device for management of erectile impotence. J Urol 1989; 141(2): 320–322
31. Crimmel AS, Conner CS, Monga M. Withered Yang: a review of traditional Chinese medical treatment of male infertility and erectile dysfunction. J Androl 2001; 22(2):173–182
32. Aydin S, Ercan M, Caskurlu T, Tasci AI, Karaman I, Odabas O, Yilmaz Y, Agargun MY, Kara H, Sevin G. Acupuncture and hynotic suggestions in the treatment of non-organic male sexual dysfunction. Scand J Urol Nephrol. 1997; 31(3): 271–274
33. Kho HG, Sweep CG, Chen X, Rabsztyn PR, Meulemann EJ. The use of acupuncture in the treatment of erectile dysfunction. Int J Impot Res. 1999; Feb, 11(1):41–46
34. Obenaus K. Mentale Selbstbehandlung des chronischen Schmerzes mit neuem Selbstkonzept. Der Schmerz, Bd 15, 2001; Suppl. 1: 97
35. Sommer F, König D, Bertram C, Schwarzer U, Klotz T, Engelmann U. Impotence and genital numbness in caclists. Int J Sportmedicine 2001; 22: 410–413
36. Rosen S. Recent experiences with gestalt, encounter and hypnotic techniques. Am J Psychoanal 1972; 32(1): 90–105
37. Craslineck HB. Hypnotic techniques for smoking control and psychogenic impotence. Am J Clin Hypn. 1990; 32(3): 147–153
38. Aydin S, Odabas O, Ercan M, Kara H, Agargun MY. Efficacy of testosterone, trazodone and hypnotic suggestion in the treatment of non-organic male sexual dysfunction. Br J urol 1996; 77(2): 256–260

11 Medikamentöse Therapie der ED

T. Klotz

11.1 Einleitung

Die erektile Dysfunktion steht zwar in keiner direkten Beziehung zur Sterblichkeit von Männern, aber man darf ihren Einfluss auf den männlichen Gesundheitszustand nicht unterschätzen. Nur wenige Erkrankungen nagen im gleichen Maße am männlichen Selbstwertgefühl. Zudem sind in einer Partnerschaft immer zwei Menschen von diesem Problem betroffen [10].

Die erektile Dysfunktion stellt in den meisten Fällen eine altersabhängige, degenerative Erkrankung vor allem der glattmuskulären Elemente des Corpus cavernosum dar. Somit weisen ca. 70% aller Patienten eine ursächlich organisch bedingte Erektionsstörung auf. Bis vor wenigen Jahren standen zur effektiven Behandlung dieser Patienten nur die Injektionstherapie mit vasoaktiven Substanzen (z.B. Prostaglandin E_1) und aufwändige operative Verfahren (Prothetik) zur Verfügung [10,15]. Das hat sich zum Wohle der Patienten grundsätzlich geändert. Mittlerweile existiert für eine orale Pharmakotherapie eine Reihe von Substanzen, die der Patient selbst in Abhängigkeit von seiner individuellen Situation einsetzen kann. Da die Spontaneität der Sexualität bei einer oralen Therapie weit gehend unbeeinträchtigt bleibt, ist die Patientenakzeptanz im Gegensatz zur Injektions- oder Vakuumpumpentherapie hoch [1].

11.2 Yohimbin

Yohimbin ist ein Alkaloid, das aus der Rinde eines afrikanischen Baumes gewonnen wird. Es stellte bis vor einigen Jahren eine sehr weit verbreitete orale Dauermedikation der ED dar. Dabei war die Substanz umstritten, die Meinungen variierten von „gut wirksam“ bis „reines Plazebo“ [19].

Tatsache ist, dass Yohimbin eine wissenschaftlich gut dokumentierte Wirkung als Rezeptorenblocker an zentralen und peripheren α_2-Rezeptoren aufweist. Hier ist eine „zentrale (=ZNS)“ von einer „peripheren (=Schwellkörper)“ Wirkung zu unterscheiden [5].

CAVE: Zentrale Wirkung – Blockade von erektionshemmenden α_2-Rezeptoren im Hypothalamus und Stammhirn.
Periphere Wirkung – Hemmung der präsynaptischen α_2-Rezeptoren, die erektionshemmenden Impulsen von Katecholaminen (z.B. Noradrenalin) entgegenwirkt.

In höherer Dosierung wird Yohimbin eine erektionsfördernde Einflussnahme auf andere Transmitterkreisläufe (Serotonin, VIP) nachgesagt, aber die Studiendaten reichen zur Bestätigung nicht aus [17].

Die Wirkung von Yohimbin ist in mehreren Studien bei leichtgradigen Formen einer erektilen Dysfunktion zwar belegt, jedoch als gering einzustufen. Yohimbin zeigt vor allem bei nichtorganischen d.h. primär psychogenen Störungen eine Wirksamkeit, so dass der Schlüssel für eine erfolgreiche Therapie mit Yohimbin in der Patientenselektion liegt. Die Nebenwirkungen sind bei adäquater Dosierung (3×5 mg bis 3×10 mg über 2–3 Monate) tolerabel und bestehen in Symptomen einer erhöhten Sympathikusaktivität. So sind Blutdrucksteigerungen, Herzrasen, Diarrhö etc. beschrieben, die aus der regelkreisbedingten Noradrenalin-Ausschüttung nach Blockade der α_2-Rezeptoren resultieren. Die Nebenwirkungsrate ist dosisabhängig [1,19].

CAVE: Heute hat Yohimbin in der Behandlung der erektilen Dysfunktion deutlich an Stellenwert verloren. Eine Indikation ergibt sich höchstens bei jüngeren Patienten mit psychogener Impotenz, wobei eine Nebenwirkungskontrolle (Blutdruck!) erforderlich ist.
Die Dauer der Yohimbin-Therapie sollte 8 Wochen nicht überschreiten.

11.3 Apomorphin

Apomorphin ist eine sehr alte und bekannte Substanz, die man als Brechmittel zur Behandlung von Vergiftungen nutzte. Ende der 80er-Jahre wurde publiziert, dass die Substanz eine erektionsfördernde Wirkung habe. Apomorphin ist ein zentral wirksamer D_1- und D_2-Rezeptor-Agonist, der durch Stimulation von D_2-Rezeptoren vor allem im Nukleus paraventricularis, der Area präoptica und im Bereich spinaler Erektionszentren einen erektionsinduzierenden Effekt aufweist. Somit fördert Apomorphin die Erektionseinleitung im Schwellkörper durch zentrale Impulse. Ein direkter Einfluss auf die Libido ist nicht belegt [4, 10].

Aufgrund des Wirkmechanismus müssen für die Entfaltung der proerektilen Wirkung im Schwellkörper, der periphere Erektionszyklus und die Zuleitung von erektionsfördernden Impulsen weit gehend intakt sein. Das bedeutet, die glatte Muskulatur des Corpus cavernosum muss noch eine adäquate Relaxationsfähigkeit und vegetative Innervation aufweisen (d. h. Erhöhung des arteriellen Blutzuflusses, Drosselung des venösen Blutabflusses). Aus diesem Grund ist die Wirkung von Apomorphin bei ausgeprägten organischen Erektionsstörungen, wie sie z. B. bei Diabetikern vorkommen, begrenzt [12 – 14].

11.3.1 Effektivität und Dosierung

Apomorphin weist bei einer sehr hohen therapeutischen Breite nur eine geringe Nebenwirkungsrate auf. Es handelt sich um eine Bedarfsmedikation, die nur bei geplantem Geschlechtsverkehr einzunehmen ist. Die Applikation erfolgt als Sublingualtablette (Apomorphin SL), um den First-Pass-Effekt in der Leber zu umgehen. Mit dem Wirkungseintritt ist nach wenigen Minuten (< 30 min) zu rechnen. Die Wirkdauer beträgt bis zu 4 Stunden [14].

Die Effektivitätsraten sind dosisabhängig und durch Studien gut belegt. Die verwendeten Standarddosierungen betragen 2 mg und 3 mg (evtl. 4 mg) Apomorphin SL sublingual (z. B. Ixense®). In der Praxis werden fast ausschließlich die höheren Dosen eingesetzt, weil die niedrige 2 mg Dosis eine zu geringe Effektivitätsrate zeigte.

11.3.2 Nebenwirkungen

Dosisabhängig beobachtete man bei 3 – 35 % der Patienten Übelkeit und Erbrechen. Bei mehrmaliger Anwendung der Substanz reduzierte sich die Nebenwirkungsrate beträchtlich. Sehr selten traten Synkopen (< 1 %) auf, die auf einen vasovagalen Reflexmechanismus zurückgeführt werden. Die durchschnittliche Synkopendauer lag bei unter 30 s, wobei die meisten Synkopen bei Erstapplikation unabhängig von Begleiterkrankungen auftraten.

Das Vorliegen einer kardiologischen Begleitmedikation (inkl. Nitrate) stellt keine Kontraindikation für den Einsatz von Apomorphin dar [4, 13].

CAVE: Apomorphin SL stellt die erste zentral wirksame Substanz dar, deren Wirksamkeit vor allem bei psychogener und leichterer organischer Erektionsstörung gut belegt ist. Die Nebenwirkungsrate ist sehr gering und tolerabel, die therapeutische Breite hoch.

11.4 Phosphodiesterase-5-Inhibitoren

Die Entwicklung der Phosphodiesterase-5-Inhibitoren (PDE-5-Inhibitoren) hat die medikamentöse Behandlung der erektilen Dysfunktion zweifellos revolutioniert. Diese hocheffektive Behandlungsmöglichkeit stellt seit 1998 den Katalysator für das verstärkte Interesse im Bereich der altersdegenerativen männlichen Erkrankungen dar. Hier ist z. B. auch an die „Aging male"-Thematik oder männliche Hormonsubstitution zu erinnern. Aufgrund der aktuellen und künftigen Bedeutung der PDE-5-Inhibitoren wird auf die für die Praxis relevanten pharmakokinetischen Daten eingegangen [2, 6 – 8].

11.4.1 Wirkmechanismus und Entwicklung

Das 1998 eingeführte Sildenafil als erster Phosphodiesterase-5-Inhibitor wurde ursprünglich für die Therapie der Hypertonie bzw. koronaren Herzkrankheit entwickelt [11]. Studienpatienten berichteten über auffällige deutlich verbesserte Erektionen, sodass diese „Nebenwirkung" nun als therapeutisches Ziel verfolgt wurde [3].

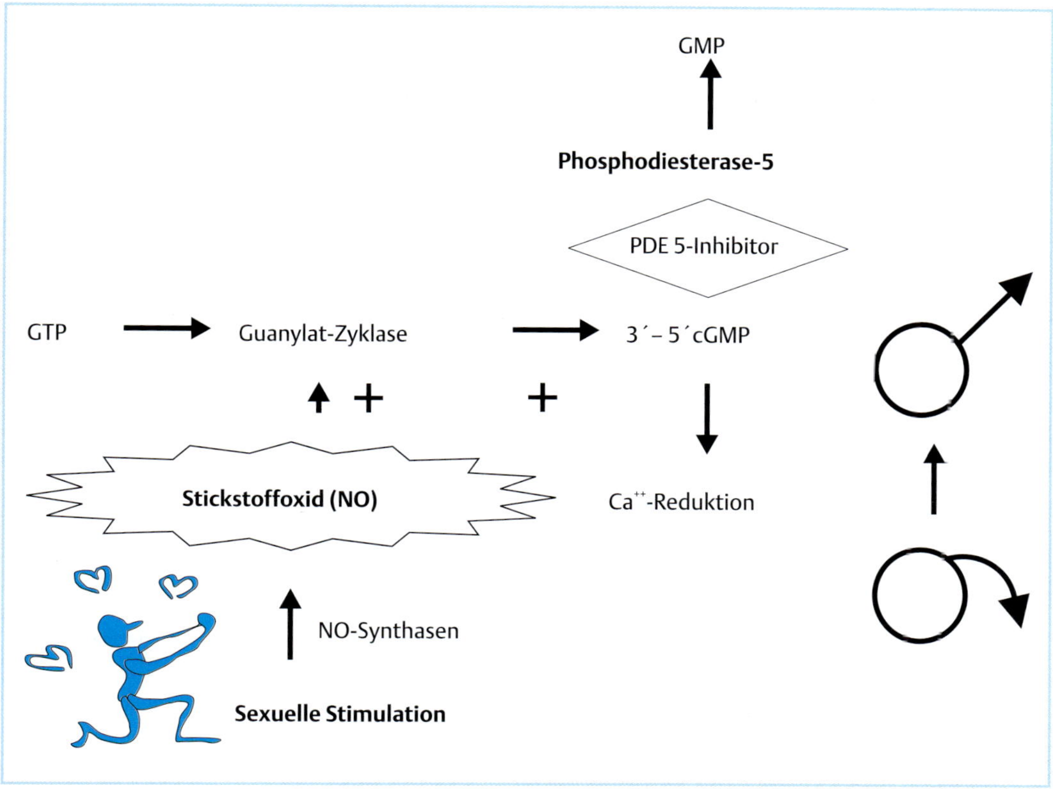

Abb. 11.**1** Intrazelluläre Enzymkaskade zur Erektionserleichterung bei PDE-5-Inhibition.

Das Wirkprinzip der PDE-5-Inhibitoren basiert auf einer Verstärkung der physiologischen Vorgänge in der glatten Schwellkörpermuskelzelle (Abb. 11.**1**).

Unter sexueller Stimulation wird normalerweise im Endothel des Schwellköpers NO (Stickstoffmonoxid) freigesetzt, welches als lokaler Transmitter intrazellulär über die Guanylat-Zyklase zur Bildung des second messengers cGMP (zyklisches Guanosinmonophosphat) führt [3]. cGMP bedingt eine temporäre Kalziumverschiebung (Ca^{2+}), welche wiederum die Relaxation der glatten Muskelzelle hervorruft, die eine Erektion einleitet. Die Phosphodiesterase-5 baut cGMP zu pharmakologisch unwirksamem GMP ab. Das bedeutet, dass eine Hemmung der Phosphodiesterase-5 zu einer Verlagerung des Enzymgleichgewichts in Richtung cGMP führt, was die Relaxation der Muskelzelle und damit die Erektion erleichtert. Die Inhibition der PDE-5 verstärkt damit einen physiologischen Signalweg an definierter Stelle. Eine prinzipielle Funktionsfähigkeit des Schwellkörpers muss für eine adäquate Wirkung jedoch gegeben sein. PDE-5-Inhibitoren entfalten ihre Wirkung primär im Erfolgsorgan und haben damit keinen Einfluss auf die Libido [6,16]. Ebenfalls wird klar, dass PDE-5-Inhibitoren nur wirken, wenn proerektile Impulse aus dem zentralen Nervensystem im Schwellkörper ankommen. Das bedeutet, dass nach operativer Nervenläsion (z. B. radikale Prostatektomie) die Effektivitätsraten relativ gering (ca. 40%) sind [11].

11.4.2 Pharmakokinetik und Effektivität

PDE-5-Inhibitoren werden nach oraler Einnahme schnell resorbiert, wobei die Resorptionszeit abhängig von der Nahrungsaufnahme und Nahrungszusammensetzung ist. Die maximalen Blutspiegel werden bei Tadalafil nach ca. 2 Stunden (0,5 – 2 h), bei Sildenafil nach ca. 1 Stunde, und bei Vardenafil nach ca. 40 Minuten erreicht. Fettreiche Mahlzeiten können die Resorptionszeit verlängern (> 1 h). Die Wirkdauer beträgt in der Regel 4 bis 24 Stunden. In der Leber findet ein ausgeprägter First-Pass-Effekt statt, der durch Cytochrom P 450 dominiert wird. Die Abbauprodukte werden zu 80% über die Faeces und zu ca. 15% renal ausgeschieden. Die globale Wirksamkeit von PDE-5-Inhibitoren liegt bei psychogener Impotenz bei 80 – 90%. Bei organisch bedingter Impotenz können ca. 65% aller Patienten erfolgreich behandelt werden [18].

11.4.3 Kontraindikationen und Nebenwirkungen

Absolute Kontraindikation für eine PDE-5-Inhibitor-Einnahme besteht bei gleichzeitiger Nitratmedikation und bei bestehender Retinitis pigmentosa. Nitrate verstärken den NO-mediierten Wirkmechanismus und können so zu nicht beherrschbarem Blutdruckabfall führen. Hierüber ist jeder Patient zu informieren.

Vor Verschreibung eines PDE-5-Inhibitors ist eine kardiologische Abklärung sinnvoll. Neben der Überprüfung einer evtl. kardiologischen Medikation kann die erektile Dysfunktion Primärsymptom einer generalisierten Gefäßerkrankung sein, die als koronare Herzerkrankung für den Patienten relevant wird. Untersuchungen haben gezeigt, dass ca. 35% der Patienten mit erektiler Dysfunktion eine behandlungsbedürftige koronare Herzerkrankung aufweisen. Ebenfalls ist eine PDE-5-Medikation bei mangelnder Herz-Kreislauf-Belastbarkeit (z. B. schwere Kardiomyopathie) nicht sinnvoll. Patienten sollten mit 75 – 100 Watt auf dem Ergometer für einige Zeit belastbar sein, da bei normaler sexueller Aktivität diese Belastungsintensität für einige Minuten erreicht wird.

PDE-5-Inhibitoren stellen reversible Thrombozytenaggregationshemmer dar, da die PDE-5 ebenfalls für die Aggregation von Thrombozyten von Bedeutung ist. Obwohl über relevante Blutungen nach Sildenafil-Einnahme nicht im eindeutig kausalen Zusammenhang berichtet wurde, ist bei einer Begleitmedikation mit z. B. Phenprocoumon-Präparaten (Marcumar®) besondere Aufmerksamkeit sinnvoll. Die Pharmakokinetik von Vardenafil wird durch die gleichzeitige Anwendung von Warfarin nicht beeinflusst.

Weitere Aufmerksamkeit sollte der Metabolisierung über die Enzyme der Cytochrom P 450-Familie gewidmet werden. Hier ist eine Interaktion mit Medikamenten, die Inhibitoren oder Induktoren dieser Enzyme sind, zu berücksichtigen. Das gilt insbesondere für Patienten, die Proteaseinhibitoren (HIV-Patienten) und verschiedene Antibiotika (z. B. Erythromycin oder Ketoconazol) einnehmen müssen.

Die Nebenwirkungsrate der PDE-5-Inhibitoren ist gering und dosisabhängig. An typischen Nebenwirkungen können Kopfschmerzen, Flush, Dyspepsie, verstopfte Nase und temporäre Sehstörungen auftreten. Alle Nebenwirkungen korrelieren mit dem Serumspiegel und sind reversibel [10, 6].

11.4.4 Dosierung

Die Standarddosis für Sildenafil beträgt bei Bedarf 50 – 100 mg, bei Tadalafil 10 – 20 mg und bei Vardenafil ebenfalls 10 – 20 mg oral (nicht mehr als 1 × täglich). Empfehlenswert ist eine Anfangsdosis bei organischer Erektionsstörung von 50 mg bzw. 10 mg. Um die Wirkung beurteilen zu können, sollten mehrere Versuche (mind. 2 – 3) mit dieser Dosis an unterschiedlichen Tagen stattfinden. Eine sexuelle Stimulation ist unbedingt notwendig. Regelmäßige Kontrollen und Befragungen des Patienten über Wirkung und Nebenwirkungen nach erfolgreicher Medikation sind sinnvoll.

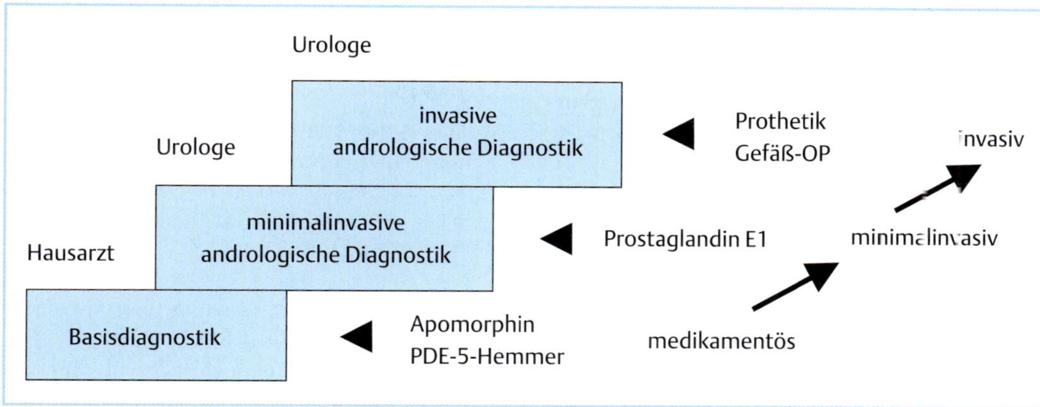

Abb. 11.**2** Organisations- und Therapieschema bei erektiler Dysfunktion.

11.4.5 Neue Phosphodiesterase-5-Inhibitoren

Das sehr effektive Wirkprinzip der PDE-5-Inhibition wurde nach Sildenafil weiterentwickelt. Insbesondere besteht bei den neuen Substanzen Vardenafil und Tadalafil eine höhere Spezifität für eine Hemmung der PDE-5. Daraus resultiert, dass bei höherer Wirksamkeit auf das Zielorgan Corpus cavernosum Nebenwirkungen in anderen Organen seltener auftreten. Vardenafil (Levitra®) und Tadalafil (Cialis®) haben ihre Wirksamkeit und gute Verträglichkeit in mehreren Multizenterstudien unter Beweis gestellt [6].

Vardenafil zeichnet sich durch eine starke und rasche Wirkung aus. Aktuelle Studien zeigen eine hohe Effektivität auch bei Diabetikern und Patienten mit operativ bedingter erektiler Dysfunktion (z. B. nach radikaler Prostatektomie).

Tadalafil hat neben einer ebenfalls hohen Spezifität für die PDE-5 eine sehr lange Plasmahalbwertszeit, woraus resultiert, dass die Wirkdauer unter Umständen bis zu 36 Stunden betragen kann. Die Kontraindikationen und möglichen Nebenwirkungen unterscheiden sich aufgrund des identischen Wirkmechanismus nicht von Sildenafil.

11.4.6 Zusammenfassung

Die orale medikamentöse Therapie der erektilen Dysfunktion ist aufgrund der Entwicklungen der letzten Jahre hocheffektiv und nebenwirkungsarm. Während Yohimbin in den Hintergrund getreten ist, hat Apomorphin bei psychogener und leichtgradiger organischer Erektionsstörung aufgrund seines sehr günstigen Nebenwirkungsprofils einen Stellenwert. Bei organisch bedingter erektiler Dysfunktion sind die PDE-5-Inhibitoren die Therapieoption erster Wahl. Bis Anfang 2003 war hier Sildenafil das Standardmedikament. Die nun neu zugelassenen Phosphodiesterase-5-Inhibitoren Vardenafil und Tadalafil erlauben eine hochwirksame individualisierte Therapie, die noch mehr auf die Bedürfnisse, Wünsche und Begleiterkrankungen des einzelnen Patienten zugeschnitten ist (Abb. 11.**2**).

Literatur

1. Becker AJ, Stief CG. Erektile Dysfunktion – Indikationen zur medikamentösen Therapie. Urologe B 2001; 41: 122 – 124
2. Boolell M, Allen MJ, Ballard SA et al. Sildenafil: an orally active type 5 cyclic GMP-specific phosphodiesterase inhibitor for the treatment of penile erectile dysfunction. Int J Impotence Res 1996; 8: 47 – 52

3. Burnett AL. Role of nitric oxide in the physiology of erection. Biol Reprod 1995; 52: 485–489
4. Danjou P, Alexandre L, Warot D et al. Assessment of erectogenic properties of apomorphine and yohimbine in man. Br J Pharmac 1988; 26: 733–739
5. Ernst E, Pittler MH. Yohimbin for erectile dysfunc tion: a systematic review and meta-analysis of randomized clinical trials. J Urol 1998; 159: 433–436
6. Klotz T, Sachse R, Heidrich A, Jockenhövel F, Rohde G, Wensing G, Horstmann R, Engelmann U. Vardenafil increases penile rigidity and tumescence in erectile dysfunction patients: a Rigiscan and pharmacokinetic study. World J Urol 2001; 19: 32–39
7. Morales A, Gingell C, Collins M, Wicker PA, Osterloh IH. Clinical safety of oral sildenafil citrate (Viagra®) in the treatment of erectile dysfunction. Int J Impot Res 1998; 10: 69–74
8. Moreland RB, Goldstein I, Traish A. Pharmacology letters: Sildenafil, a novel inhibitor of phosphodiesterase-type-5 in human corpus cavernosum smooth muscle cells. Life Sciences 1998; 62: 309–318
9. Muller JE, Mittleman MA, Maclure M, Sherwood JB, Tofler GH. Triggering myocardial infarction by sexual activity. JAMA 1996; 275: 1405–1409
10. Porst H. Manual der Impotenz. Uni-med Verlag, Bremen, 2000
11. Rampin O, Bernabe J, Guilano F. Spinal control of penile erection. World J Urol 1997; 15: 2–13
12. Padma-Nathan H, McMurray JG, Rosen RC et al. and the Apomorphine SL study group: Long-term safety and efficacy of Apomorphine SL in patients with male erectile dysfunction. Int J Impotence Res 1998; 10 Suppl3, 56
13. Padma-Nathan H, Auerbach S, Lewis R et al. Efficacy and safety of Apomorphine SL vs. Placebo for male erectile dysfunction. J Urol 1999; Suppl 4, 214
14. Paick JS, Lee SW. The neural mechanism of apomorphine-induced erection: an experimental study by comparison with electrostimulation-induced erection in the rat model. J Urol 1994; 152: 2125–2128
15. Porst H. Review article. The rationale for prostaglandin E_1 in erectile failure: A survey of worldwide experience,. J Urol 1996; 155: 802–815
16. Saenz de Tejada I. Commentray on mechanisms for the regulation of penile smooth muscle contractility. J Urol 1995; 153: 1762
17. Telöken C, Rhoden EL, Sogari P et al. Therapuetic effects of high dose yohimbine hydrochloride on organic erectile dysfunction. J Urol 1998; 159: 122–124
18. Terret NK, Bell AS, Brown D. Sildenafil (Viagra®), a potent and selective inhibitor ot type 5 cGMP phosphodiesterase with utility for the treatment of male erectile dysfunction. Bioorganic and Medical Chemistry Letters 1996; Vol6 No.15: 1819–1829
19. Vogt HJ, Brandl P, Kockott G. Double-blind, placebo-controlled safety and efficacy trial with yohimbine hydrochloride in the treatment of non-organic erectile dysfunction. Int J Impotence Res 1997; 9: 155–161

12 Operative Therapie

J. Zumbè

12.1 Zusammenfassung

Die Physiologie der Erektion ist ein komplexes hämodynamisches Geschehen. Es ist abhängig von der Koordination neuraler, vaskulärer und endokriner Mechanismen, die durch unterschiedlichste Neurotransmitter gesteuert werden. Der Verlust der Erektionsfähigkeit kann vielfältige Ursachen haben, wobei vaskuläre Störungen mit 60–80% den Hauptteil ausmachen. Die Behandlung einer vaskulär bedingten Erektionsstörung stützt sich auf orale und urethral applizierbare Medikamente, die intrakavernöse Injektionstherapie, Erektionshilfesysteme, die Prothesenchirurgie und penile Revaskularisationsverfahren. Mikrochirurgische Operationsverfahren erlauben als penile Revaskularisationen den Ansatz zu einer kausalen Therapie in den Fällen, in denen eine arterielle Genese der Erektionsstörung nachgewiesen werden konnte. Nach experimentellem Nachweis einer direkten Perfusion des Schwellkörpersystems durch ein Revaskularisationsverfahren hat bei strenger Indikationsstellung und definierten Selektionskriterien ein chirurgisch-rekonstruktives Operationsverfahren in spezialisierten Zentren weiterhin einen festen Stellenwert. Besonders junge Männer mit kongenitalen Gefäßanomalien und Gefäßdysplasien können von rekonstruktiven Eingriffen am penilen Gefäßsystem profitieren.

Die penile Venenchirurgie sollte man nur noch bei einer so genannten Glansinsuffizienz – das ist eine fehlende Tumeszenz der Glans bei ausreichender Rigidität der Corpora cavernosa – und nach Versagen einer oralen Therapie (z.B. Phosphodiesterasehemmer) durchführen.

Die Schwellkörperprothese wird heute als letzte und definitive Behandlung der erektilen Dysfunktion angesehen. Durch die Implantation wird eine irreversible Schädigung des intrakavernösen sinusoidalen Gewebes erzielt, und es kommt zum völligen Verlust der erektilen Funktion des Schwellkörpers. Deshalb erfordert die Indikationsstellung ein hohes Maß an diagnostischer Sicherheit, wobei besonders psychogene Störungen als Ursache einer erektilen Dysfunktion ausgeschlossen sein sollten. Zurzeit stehen verschiedene Schwellkörperprothesensysteme zur Implantation zur Verfügung. Hydraulische Schwellkörperprothesen imitieren dabei den physiologischen Rigiditätszustand am besten.

12.2 Vaskuläre Chirurgie des Penis

12.2.1 Einleitung

Unter den zur Verfügung stehenden chirurgischen Therapieoptionen bieten nur Eingriffe am penilen Gefäßsystem die Möglichkeit zur Wiedererlangung physiologischer Erektionen. Während venenchirurgische Eingriffe bezüglich der Langzeitergebnisse keine befriedigenden Resultate aufzeigen, sind Indikationskriterien zu rekonstruktiven Gefäßoperationen erst in der neueren Literatur beschrieben [7,21]. Zur Verbesserung der penilen Durchblutung wurden in den letzten 20 Jahren verschiedene Operationsmethoden propagiert [8,11,12,18,19]. Im deutsch-

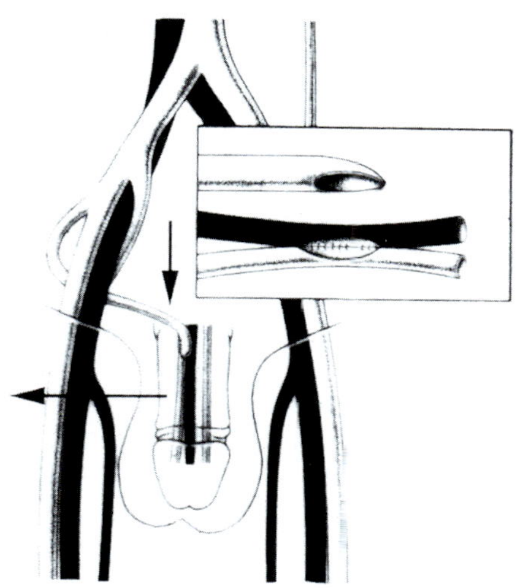

Abb. 12.1 Die „Dreigefäßanastomose nach Hauri“.

sprachigen Raum hat sich als Methode der ersten Wahl die Revaskularisation des Penis in der Modifikation nach Hauri (Abb. 12.1) als eine Anastomose zwischen A. epigastrica inferior und A. dorsalis penis bei gleichzeitigem Shunt mit der V. dorsalis penis profunda weit gehend durchgesetzt [6].

12.2.2 Diagnostik und Patientenselektion

Die Indikation zur Revaskularisation wird durch den Nachweis einer Stenose oder durch pathologische Veränderungen des Abstromgebietes der A. pudenda interna mittels DSA der Beckengefäße gestellt. Eine Schwellkörperinsuffizienz sollte ausgeschlossen sein. Entscheidend für den Operationserfolg ist die präoperative Diagnostik und die Berücksichtigung prognostischer Faktoren, aus denen sich Selektionskriterien ableiten ließen [7, 21]. Die diagnostische Abklärung sollte sich an einen Stufenplan orientieren, der nach Ausschluss einer primär psychogenen Ursache neben körperlicher Untersuchung und Labordiagnostik eine Pharmako-Austestung (PDE-5-Hemmer, PGE1), eine Doppler-/Duplexsonographie, eine pharmakodynamische Kavernosonographie und Phalloarteriographie enthalten sollte.

12.2.3 Komplikationen

Während man eine postoperativ nachgewiesene Leakage der V. dorsalis profunda durch eine selektive Ligatur des abströmenden Gefäßes therapieren und Narben- und Leistenhernien in üblicher Weise versorgen kann, gilt die Glanshyperämie (5 – 20% d.F.) als schwerwiegendste Komplikation [5, 23].

12.2.4 Wertung

Die Bedeutung iliakaler Gefäßobstruktionen in der Genese der erektilen Dysfunktion ist seit mehr als 40 Jahren bekannt [10]. In der Urologie wurden mikrochirurgische Operationsverfahren zur Verbesserung der penilen Perfusion entwickelt, wobei als Donorgefäß fast aller Revaskularisationen die A. epigastrica inferior dient, die auch bei allgemeiner Arteriosklerose nur selten degenerative Veränderungen aufweist.

Ein Vergleich der Langzeitergebnisse unterschiedlicher Arbeitsgruppen erscheint schwierig, da oft modifizierte Operationsmethoden den Untersuchungen zugrunde lagen. Fehlende standardisierte Selektions- und Erfolgskriterien der gefäßchirurgischen Eingriffe führten dazu, dass Erfolgsquoten nur subjektive Angaben der Patienten beinhalteten. Auch eine Verbesserung der Erektionsfähigkeit mit Hilfsmaßnahmen (z. B. SKAT) floss in die Erfolgsangaben ein [1, 4, 9].

Intra- und postoperative Studien über die Physiologie der Revaskularisationschirurgie liegen nur in begrenztem Umfang vor. Ein Druckanstieg in den Corpora cavernosa ließ sich während und nach einer penilen Revaskularisation bisher nicht nachweisen [17]. Bei fehlender Korrelation von objektiven Untersuchungsparametern (Doppler-Sonographie, Kavernosonometrie und DSA) und subjektiven Erfolgsergebnissen erschien zunächst vor allem ein Plazeboeffekt für die wiedererlangte Erektionsfähigkeit verantwortlich zu sein [16].

CAVE: Aus anatomischen Tatsachen und Rückschlüssen aus der klinischen Pathologie der Glanshyperämie können jedoch folgende physiologische Abläufe bei der penilen Revaskularisationschirurgie als gesichert angesehen werden:
- Es kommt zu einer Drosselung des venösen Abstroms durch Druckerhöhung im venösen Schenkel
  - zu einer Füllung der Corpora cavernosa über Vv. circumflexae und
  - zu einer vermehrten Perfusion der Arteria dorsalis penis, die bei vorhandenen Anastomosen zur A. penis profunda zu einer Mehrdurchblutung führt.
  - Ferner ließ sich nachweisen, dass eine Mehrperfusion der Corpora cavernosa nach peniler Revaskularisation zu erreichen ist [22].

Als Selektionskriterien des gefäßchirurgischen Eingriffs gelten:
- Alter < 55 Jahre
- Ausschluss eines Diabetes mellitus
- Ausschluss einer Schwellkörperinsuffizienz
- Nachweis einer Gefäßstenose im Segmentbereich I/II der A. pudenda interna

Fazit: Kongenitale Gefäßanomalien und Gefäßdysplasien als Ursache einer primären erektilen Dysfunktion stellen derzeit die Hauptindikation einer penilen Revaskularisation dar.

12.3 Schwellkörperprothetik

12.3.1 Einleitung

Der erste Versuch einer plastischen Rekonstruktion des Penis nach traumatischer Penisamputation erfolgte 1936 durch Bogoras mittels Implantation eines Rippenknorpels [18]. Aufgrund der Resorption des autologen Transplantates wurde diese Technik wieder verlassen. Die ersten paarigen Prothesen (Polyäthylen) wurden von Beheri implantiert, der erstmals Hegarstifte für die Dilatation der Corpora cavernosa verwendete [2]. Nachdem 1973 durch Scott erstmalig hydraulische Schwellkörperprothesen implantiert wurden, nahm die Bedeutung starrer und halbstarrer Prothesentypen zunehmend ab [15].

Zurzeit stehen verschiedene hydraulische Schwellkörperprothesensysteme zur Implantation zur Verfügung, wobei zwischen Prothesen mit internem und externem Reservoir unterschieden wird, die über einen integrierten Pumpventilmechanismus hydraulisch steuerbar sind (Abb. 12.**2**).

Hydraulische Schwellkörperprothesen ahmen den physiologischen Rigitätszustand am besten nach, wobei „Dreikomponentensysteme" wahlweise eine intraabdominelle oder intrapelvine Reservoirplatzierung ermöglichen (Abb. 12.**3**).

Während die Schwellkörperprothesenimplantation in den USA eine Therapie der ersten Wahl in der Behandlung der körperlich bedingten erektilen Dysfunktion darstellt, wird die Indikation in Deutschland deutlich seltener gestellt. Dabei hat sich die Implantationschirurgie in vielen Zentren von einem experimentellen und zeitintensiven Eingriff zu einer routinemäßigen und komplikationsarmen Operation entwickelt. Aber trotz der weltweiten Akzeptanz der Prothesenimplantation führen nur 10% der klinisch tätigen Urologen 90% aller Eingriffe durch.

12.3.2 Diagnostik und Patientenselektion

Die vielen zur Verfügung stehenden Möglichkeiten in der Behandlung der körperlich begründeten erektilen Dysfunktion hat zunächst die Anzahl der weltweit implantierten Schwellkörperprothesen vermindert. Die zunehmenden Therapieversager während der medikamentösen Behandlung haben zumindest in den USA dazu geführt, dass die Frequenz der Implantationen wieder gestiegen ist. Denn sie stellt für etwa 10% aller Betroffenen neben dem Einsatz von Erektionshilfen die einzig Erfolg versprechende Therapieform dar.

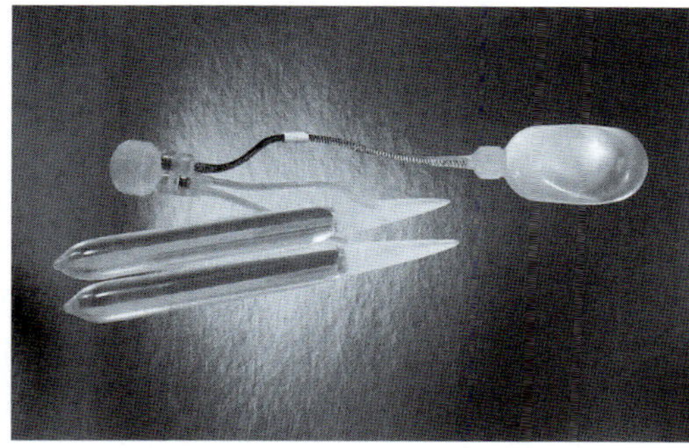

Abb. 12.**2** Dreikomponentensystem einer hydraulischen Schwellkörperprothese mit Zylinderpaar, Reservoir und Pumpventilmechanismus (Mentor Alpha 1).

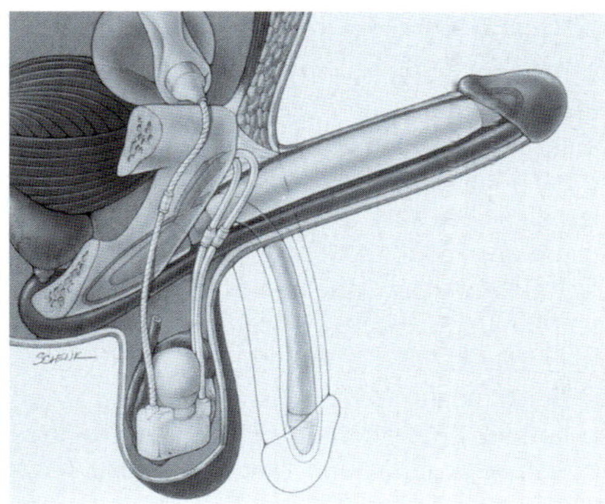

Abb. 12.**3** Funktionelles Ergebnis nach Implantation (AMS CX 700).

Nach Ausschluss einer psychogenen Impotenz sollte der gesamte diagnostische Algorithmus zur Anwendung kommen, um den irreversiblen und konservativ nicht behandelbaren somatischen Schaden eruieren zu können. Ferner sollte präoperativ gemeinsam mit der Partnerin eine individuelle Entscheidung hinsichtlich des Prothesentyps gefunden werden, um ein zufriedenstellendes Ergebnis zu erreichen.

12.3.3 Komplikationen

Der Nachteil einer prothetischen Versorgung ist eine operative Revisionsrate von bis zu 10%, wobei in den meisten Fällen eine Protheseninfektion vorliegt. Sie kann auch noch Jahre nach der Implantation klinisch manifest werden [13,20]. Mechanische Schäden treten bei den hoch entwickelten Schwellkörperimplantationssystemen selten auf [14].

12.3.4 Wertung

Die Therapie mit dreiteiligen Schwellkörperprothesen erfordert ein hohes Maß an Erfahrung für den Operateur. Eine jährliche Operationsfrequenz von weniger als 10 Implantationen erscheint für einen komplikationsarmen postoperativen Verlauf nicht ausreichend zu sein. Bei korrekter Indikationsstellung ist die Zufriedenheit der Patienten nach der Operation sehr hoch, sodass diese Therapieoption auch frühzeitig bei der Wahl der Behandlungsform berücksichtigt werden muss. Die Aufklärung der Patienten muss alle Vor- und Nachteile der Schwellkörperprothesenimplantation einschließlich der Tatsache, dass weitere Behandlungsmöglichkeiten nach der Implantation nicht mehr möglich sind, beinhalten. Einflüsse auf Penissensibilität und Ejakulation sind postoperativ nicht bekannt. Dem Patienten muss erklärt werden, dass die Schwellkörperprothese kein Hindernis bei der Miktion darstellt, allerdings eine Tumeszenz der Glans nicht erreicht werden kann. Durch den Eingriff kann oft eine Intensivierung der Libido erreicht werden, da das Bewusstsein, jederzeit Geschlechtsverkehr ausüben zu können, wiedererlangt werden kann.

CAVE: Die Implantation einer Schwellkörperprothese ist ein irreversibler und definitiver Eingriff. Die Indikationsstellung und Implantation erfordern dabei ein hohes Maß an diagnostischer und operativer Erfahrung.

Literatur

1. Alefelder J, Kutta A, Schürholz T et al. Langzeitergebnisse mikrochirurgischer Penisrevaskularisationen zweier urologischer Zentren. Akt Urol 1994; 25:93 – 97
2. Beheri GE. The problem of impotence solved by a new surgical operation. J Surg 1960; 1:50
3. Bogoras NA. Über die volle plastische Wiederherstellung eines zum Koitus fähigen Penis (Penisplastica totalis). Zentralbl Chir 1936; 63:1271
4. Crespo EL, Soltanik E, Bove D et al. 13 years of experience in microvascular surgery. Int J Impt Res 1990; 2/S2: 395 A
5. Furlow WL, Fisher J, Knoll JD et al. Current status of penile revascularization with deep dorsal vein arterialization. Experience with 95 patients. Int J Impotence Res 1990; 2/S2: 348 – 349
6. Hauri D. Therapiemöglichkeiten bei vaskulär bedingter erektiler Dysfunktion. Akt Urol 1984; 15: 350 – 354
7. Jünemann KP, Hatzinger M, Schmidt P et al. Two years follow-up on penile revascularization in pharmacotesting nonresponders. J Urol Suppl 1995; 153: 369 A
8. Konnak JW, Ohl DA. Microsurgical penile revascularization using the central corporal penile artery. J Urol 1989; 142: 305 – 308
9. L'Hermite J, Hubert J, Maute F. Revascularization of the penis in arteriogenic impotence. 10 years experience. J Urol Paris 1990; 96(2): 102 – 106
10. Leriche R, Morel A. Syndrome of thrombotic obliteration of aortic bifurcation. Ann Surg 1948; 127: 193 – 207
11. Michal V, Kramar R, Pospichal J et al. Arterial epigastricocavernous anastomosis for the treatment of sexual impotence. World J Surg 1977; 1: 515 – 520
12. Michal V, Kramar R, Pospichal J, Ruzbarsky V, Simana J, Blazkova J, Lachmann M, Hejkal L: Vascular surgery in the treatment of impotence; its present possibilities and prospects. Czech Med 1980; 213 – 217
13. Mulcahy JJ. The management of infected penile implants. World J Urol 1990; 8: 111 – 116
14. Mulcahy JJ. Update on penile prosthesis. Curr Clin North Am 1991; 1: 152 – 162
15. Scott FB, Bradley WE, Timm GW. Management of erectile impotence. Use of implantable inflatable prosthesis. Urology 1973; 2: 80 – 82

16. Sohn M, Sikora R, Bohndorf K, et al. Objective follow-up after penile revascularization. Int J Impot Res 1992; 4: 73 – 84
17. Sohn M, Wein B, Bohndorf K et al. Dynamic magnetic resonance imaging (MRI) with paramagnetic contrast-agents: a new concept for evaluation of erectile impotence. Int J Impot Res 1991; 3: 37 – 48
18. Virag R, Zwang G, Dermange H et al. Vasculogenic impotence. A review of 92 cases with 54 surgical operations. Vasc Surg 1983; 15: 9 – 17
19. Wespes E, Cobusier A, Delcour C et al. Deep dorsal vein arterialization in vascular impotence. Br J Urol 1989; 64: 535 – 540
20. Wilson SK, Delk JR. Inflatable penile implant infec tion: predisposing factors and treatment suggestions. J Urol 1995; 153: 659 – 666
21. Zumbé J, Grozinger K, von Pokrzywnitzki W. Selektionskriterien zur penilen Revaskularisation bei arteriell bedingter erektiler Dysfunktion. Akt Urol 1995;26: 114 – 118
22. Zumbé J, Scheidhauer K, Kieslich F et al. Nuclear medical assessment of penile hemodynamics following revascularization surgery. Urol Int 1997; 58: 39 – 42
23. Zumbé J, Westerdorf G, Kierfeld G. Die Revaskularisation des Penis bei der vaskulär bedingten erektilen Dysfunktion. Klinische Ergebnisse der Operationsmethode nach Hauri. Urologe A 1988; 27: 336 – 339

13 Therapie der ED – ein Update

H. Porst

13.1 PDE-5-Inhibitoren

Obwohl sich die bisher bekannten PDE-5-Inhibitoren (Sildenafil = Viagra®, Vardenafil = Levitra® und Tadalafil = Cialis®) desselben Wirkprinzips bedienen, besitzen sie relevante pharmakodynamische und pharmakokinetische Unterschiede. Diese sind dafür verantwortlich, welche dieser Substanzen von welchen Patienten letztendlich bevorzugt werden (Tab. 13.**1**).

Tab. 13.**1** Pharmakokinetische Parameter der drei PDE-5-Inhibitoren

Parameter	Sildenafil[1] 100 mg	Vardenafil[2] 20 mg	Tadalafil[3]
T_{max} (h)	1,16 ± 0,99	0,660 (0,250 – 3,0)	2,0 (0,5 – 12)
$T_{1/2}$ (h)	3,82 ± 0,84	3,94 ± 1,31	17,5
C_{max} (ng/ml)	327 ± 236	20,9 ± 1,83	378
AU (ng × h/ml)	1963 ± 859	74,5 ± 1,82 (μgh/l)	8066

[1] Viagra Produktmonographie
[2] Klotz, World J Urol 2001
[3] Ferguson, Lilly/ICOS Symposium 2001, June 7th, Indianapolis

Ihre Effektivität besteht in einer Hemmung des Enzyms PDE-5 im Schwellkörper. Dadurch kommt es zu einer intrakavernösen Konzentrationserhöhung des intrazellulären 3'5'-cGMP mit nachfolgender Hyperpolarisation, intrazellulärer Kalziumverarmung und Relaxation der glatten Schwellkörpermuskelzelle.

Die T_{max}, also die Zeit, nach der die höchste Plasmakonzentration des jeweiligen PDE-5-Hemmers im Blut erreicht wird, ist bei Vardenafil mit ca. 40 min deutlich kürzer als nach Sildenafil (ca. 1 h) oder nach Tadalafil (ca. 2 h). So entspricht die T_{max} in der klinischen Anwendung der Zeit, nach welcher die beste Erektion mit der besten Rigidität einsetzt. Zwar haben Studien gezeigt, dass es auch nach Tadalafil bereits 16 – 30 min nach der Einnahme gegenüber Plazebo zu statistisch signifikant besseren Erektionen kommt, aber die eigenen Erfahrungen mit mittlerweile über 1500 Patienten belegen, dass die besten Erektionen 2 – 3 h nach Tabletteneinnahme zu erwarten sind. Deshalb sollte man das den Paaren im Beratungsgespräch mitteilen.

Nach Vardenafil kommt es bei vielen Patienten bereits nach 20 – 30 min zu rigiden Erektionen, nach Sildenafil dauert dies meist 30 – 45 min nach der Einnahme, wobei dies bei dieser Substanz insbesondere von der vorangehenden Nahrungsaufnahme abhängig ist.

Die $T_{1/2}$ entspricht der Zeit, nach welcher die Hälfte der Substanz wieder aus dem Körper eliminiert ist. Hierbei unterscheidet sich Tadalafil mit einer Halbwertszeit (HWZ) von 17,5 h sehr deutlich von den anderen beiden PDE-5-Hemmern, bei welchen die HWZ bei knapp 5 h (Vardenafil) bzw. 4 h (Sildenafil) liegt. Man kann davon ausgehen, dass die Wirkdauer eines PDE-5-Hemmers, die jeweilige Höchstdosis vorausgesetzt, in etwa der 2 – 3fachen HWZ entspricht. So konnten bei Tadalafil 36 h nach Anwendung der Substanz noch 60% der Patienten erfolgreich den Koitus beenden, verglichen mit nur 30% nach Plazebo [1]. Nach den jeweiligen Höchstdosierungen von Sildenafil (100 mg) bzw. Vardenafil (20 mg) können viele Patienten auch noch am nächsten Morgen, also 10 – 12 h nach Einnahme der Tablette den Koitus durchführen, wie viele der eigenen Patienten bestätigten.

In den Höchstdosierungen haben die PDE-5-Inhibitoren ähnlich Erfolgsraten zwischen 70 und 75% je nach Studienpopulation. (Abb. 13.**1** und 13.**2**). In den niedrigeren Dosierungen zeigte sich allerdings, dass Vardenafil stärker wirksam ist als z. B. Tadalafil. Das spiegelt sich auch in seiner biochemischen Potenz bei In-vitro-Vergleichsstudien wider: Hier war Vardenafil gegenüber Sildenafil zwischen 9- und 26fach und gegenüber Tadalafil zwischen 13- und 48fach potenter [2 – 4].

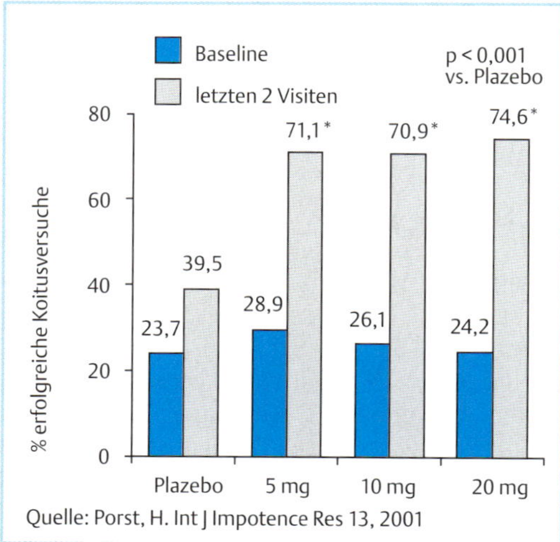

Abb. 13.**1** Ergebnisse der ersten großen Multizenterstudie mit Vardenafil (Levitra®); erfolgreicher Geschlechtsverkehr nach Patienten-Tagebüchern.

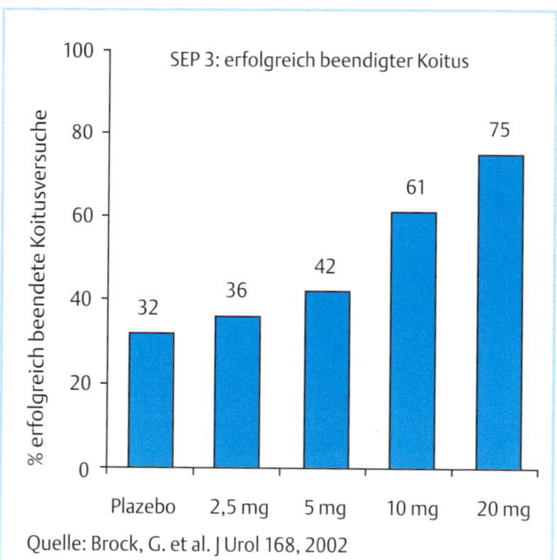

Abb. 13.**2** Gepoolte Ergebnisse der fünf Phase-III-Studien mit Tadalafil (Cialis®); erfolgreicher Koitus mit Aufrechterhaltung der Erektion.

Bezüglich der Interaktionen mit anderen Medikamenten gilt für alle drei PDE-5-Inhibitoren, dass sie bei gleichzeitiger Medikation von Nitrat- oder Molsidomin-haltigen Medikamenten wegen der potenziellen Gefahr eines zu starken Blutdruckabfalls kontraindiziert sind. Auch Interaktionsstudien hierzu haben gezeigt, dass die simultane Applikation von nicht selektiven Alphablockern mit PDE-5-Inhibitoren im Einzelfall zu klinisch symptomatischen Blutdruckabfällen geführt hat. Solche Interaktionen fand man zwischen Doxazosin und Sildenafil bzw. Tadalafil sowie zwischen Terazosin und Vardenafil. Ungeklärt ist die Situation noch für den uroselektiven Alphablocker Alfuzosin, bei welchem noch nicht für die PDE-5-Inhibitoren Interaktionsstudien vorliegen, während bei Tamsulosin sowohl für Tadalafil als auch für Vardenafil eine Interaktion nicht nachgewiesen werden konnte. So lange die nicht geklärt ist, empfiehlt es sich, dass bei gleichzeitiger Medikation eines Alphablockers mit einem PDE-5-Inhibitor dieser zeitversetzt mit einem Intervall von 6 – 12 h eingenommen werden sollte. Den Patienten sollte man dahingehend beraten.

Alle drei PDE-5-Inhibitoren ähneln sich bezüglich der Nebenwirkungen. Diese sind dosisabhängig, wobei Kopfschmerzen, Gesichtsröte, Sodbrennen und Rhinitis am häufigsten mit einer Schwankungsbreite von 8 – 15 % beobachtet worden sind. Allerdings wird deren Intensität von den Patienten bei den jeweiligen PDE-5-Hemmern oftmals deutlich unterschiedlich empfunden. Bei Tadalafil kommt es in 6 – 10 % zu Rücken- und Muskel-(Oberschenkel-)schmerzen. Störungen des Farbsehens sind nach Vardenafil und Tadalafil deutlich seltener (< 1 – 2 %) als bei Sildenafil (5 – 10 %).

Die Erfahrungen mit dieser Medikamentengruppe, die man in Deutschland sammeln kann, werden zeigen, welcher der PDE-5-Hemmer von welchen Patienten bzw. Paaren bevorzugt werden. Wir gehen nach eigenen Beobachtungen in der Praxis davon aus, dass die meisten Patienten alle PDE-5-Inhibitoren ausprobieren und dann selbst entscheiden werden, welchen sie auf Dauer anwenden wollen.

13.2 Zukunft der medikamentösen Therapie?

13.2.1 Periphere Ansatzpunkte

Es ist ein offenes Geheimnis, dass viele pharmazeutische Firmen, die ihren Schwerpunkt im Herz-Kreislauf-Sektor haben, einen PDE-5-Inhibitor in der Pipeline haben. Zum jetzigen Zeitpunkt hat aber noch keiner dieser Wirkstoffe das klinische Prüfstadium der Phase III erreicht, sodass frühestens im Jahr 2006 mit einem neuen PDE-5-Hemmer gerechnet werden kann.

Für die **Guanylatzyklase-Aktivatoren** konnte man in mehreren tierexperimentellen Studien zeigen, dass die Applikation von Guanylatzyklase-Aktivatoren zu einer Entspannung der Schwellkörper führt und somit zur Erektion [6–8]. Es ist in diesem Zusammenhang denkbar, dass die Kombination eines PDE-5-Hemmers mit einem Guanylatzyklase-Aktivator eine zusätzliche, eventuell noch potenzierendere Wirkung nach sich ziehen könnte. In einer Substanz könnten also Guanylatzyklase-aktivierende und PDE-5-hemmende Eigenschaften kombiniert sein und diese könnten die Effektivität der PDE-5-Inhibitoren übertreffen.

Bei der Relaxation und Kontraktion glatter Schwellkörpermuskulatur spielt das so genannte Rho-A-/Rho-kinase-System eine wichtige Rolle. Die Rho-kinase inaktiviert die Myosin-Light-Chain-(MLC)-Phosphatase, sodass das phosphorylierte MLC-P nicht mehr in das dephosphorylierte MLC überführt werden kann. Somit tritt keine Relaxation und damit auch keine Erektion ein. Die Rho-kinase bzw. **Rho-kinase-Inhibitoren**, sind also ein interessanter, völlig neuer medikamentöser Therapieansatz für die erektile Dysfunktion. Sowohl die direkte intrakavernöse Injektion als auch die topische transdermale Applikation des Rho-kinase-Hemmers Y-27632 der Firma Yoshimati Pharmaceuticals führte im Tierversuch zu einer Erektion [9,10].

13.2.2. Zentrale Ansatzpunkte

Melanotan II ist ein synthetisches Zyklo-Heptatid. Es zeigte in zwei plazebokontrollierten Rigiscan-Studien eine deutliche Überlegenheit im Vergleich zu Plazebo und führte bei 69% der Männer (27/39) zu Erektionen [11]. Derzeit prüft man die Substanz PT 141 der Firma Palatin Technologies für die intranasale Anwendung. Hauptprobleme der ersten Studien waren eine relativ schlechte Steuerbarkeit mit einer hohen Streubreite, was sowohl den Wirkbeginn (15–270 min) als auch die Wirkdauer (1–240 min) anbelangte. Außerdem ist das Melanotan II ein nichtselektiver Melanocortin-Rezeptoragonist, und das heißt, dass er alle Melanocortin-Rezeptoren beeinflussen kann. Diese (MC4-R) stehen derzeit im Mittelpunkt der Forschung und führten bei Aktivierung durch den selektiven MC4-R-Agonisten Tetrahydroisoquinolin bei der Ratte zu Erektionen [12].

Bei den Serotonin ($5\,HT_{2C}$-Agonister) hat sich im Tiermodell gezeigt, dass die $5\,HT_{2C}$-Rezeptoren für die Induktion der Erektion unter anderem verantwortlich sind und dass durch entsprechende Serotonin-Agonisten wie RSD 992 oder YM 348 Erektionen ausgelöst werden können [13].

13.2.3 Topisches Alprostadil

Derzeit existieren zwei unterschiedliche transdermale Alprostadil-Präparate, die sich noch in klinischer Überprüfung befinden. Das eine ist das Präparat Topiglan®, das eine Kombination aus PGE1 und SEPA® (Soft Enhancement of Percutaneous Absorption) darstellt. Mit diesem Medikament konnten in der letzten publizierten Studie 39% (12/31) wieder den Koitus durchführen, verglichen mit nur 7% (2/29) nach Plazebo [14].

Das andere topische Alprostadil stammt von der amerikanischen Firma NexMed und heißt Alprox®. In einer Phase-III-Studie wurden mit diesem Präparat nach Angaben eines Firmenprospekts Erfolgsraten – verbesserte Erektionen nach der Global Assessment Question – von 75% erreicht im Vergleich zu nur 19,5% nach der Einnahme von Plazebo. Alprox® ist seit dem Jahr 2001 nur in China zugelassen. Außerdem wurde von der gleichnamigen Firma auch für die Frau ein Alprostadil-haltiges Präparat namens Femprox® zur Anwendung auf der Klitoris entwickelt.

13.2.4 Gentherapie

In der Gentherapie der erektilen Dysfunktion sind derzeit drei Ansatzpunkte von Interesse; die Maxi-Kalium-Kanäle, die induzierbare NO-Synthase (i-NOS) und das Calcitonin-Gene-Related-Peptide (CGRP). Die intrakavernöse Injektion einer gentechnologisch hergestellten Untereinheit der cDNA (hSlo cDNA), die den Maxi-K-Kanal kodiert, führte im Tierversuch zu einer bis zu viermonatigen deutlichen Verbesserung der Erektion [15]. Die intrakavernöse Injektion gentechnologisch produzierter i-NOS führte im Tierversuch ebenfalls zu einer Verbesserung altersbedingter Erektionsstörungen [16].

Die Transfektion von AdRSV CGRP bei Ratten mit altersbedingter Impotenz führte zu einem signifikanten Anstieg der intrakavernösen CGRP-, mRNA- und cAMP-Spiegel [17,18].

Ohne Zweifel sind gentechnologische Konzepte in der Behandlung der erektilen Dysfunktion ein äußerst attraktiver Ansatzpunkt. Man könnte sich doch für die Zukunft vorstellen, dass ED-Patienten alle drei bis vier Monate eine intrakavernöse Booster-Injektion mit einem der gentechnologisch hergestellten Produkte erhalten. Nach einigen Monaten ohne weitere Medikation sollte es wieder natürlich zur Erektion kommen. Allerdings wird der Weg bis dorthin noch weit sein. Denn es ist in den nächsten fünf Jahren nicht mit der klinischen Verfügbarkeit solcher Produkte zu rechnen.

13.2.5 Schlussfolgerungen

Die enormen Erfolge der letzten Jahre in der medikamentösen Therapie der erektilen Dysfunktion haben gezeigt, dass der NO-Guanylatzyklase-cGMP-Phosphodiesterase-Mechanismus der entscheidende Ansatzpunkt für die Entwicklung neuer ED-Medikamente ist und sein wird. Neben neuen PDE-5- vielleicht auch kombiniert PDE-3/-5-Inhibitoren könnten auch so genannte Guanylatzyklase-Aktivatoren oder Kombinationspräparate aus beiden Wirkstoffklassen noch zu einer Verbesserung der ohnehin schon hohen Effizienz der oralen Therapie führen. Vom zentralen Ansatzpunkt aus scheinen die selektiven Melanocortin-4-Rezeptor-Agonisten derzeit die attraktivste Substanzgruppe darzustellen, nachdem die Dopamin-Rezeptor-Agonisten auf dem Markt mangels ausreichender Effektivität Schiffbruch erlitten haben.

Literatur

1. Porst H, Rosen R, Padma-Nathan H et al. The efficacy and tolerability of vardenafil, a new oral, selective phosphodiesterase type 5 inhibitor, in patients with erectile dysfunction: the first at home clinical trial. Int J Impotence Res 2001; 13: 192 – 199
2. Bischoff E, Niewoehner U, Haning H et al. The inhibitory selectivity of vardenafil on bovine and human recombinant phosphodiesterase isoenzymes. Int J Impotence Res 2001; 13 Suppl. 4: S 41
3. Gbekor E, Bethell S, Fawcett L et al. Phosphodiesterase-5-Inhibitor profiles against all human phosphosdiesterase families: Implications for use as pharmacological tools. J Urol 2002; 167 No. 4 Suppl. : 246 Abs 967
4. Saenz de Tejada I, Angulo J, Cuevas P et al. The phosphodiesterase inhibitory selectivity and the in vitro and in vivo potency of the new PDE-5-Inhibitor vardenafil. Int J Impotence Res 2001; 13: 282 – 290
5. Brock GB, McMahon CG, Chen KK et al. Efficacy and safety of tadalafil for the treatment of erectile dysfunction: Results of integrated analysis. J Urol 2002; 168: 1332 – 1336
6. Bischoff E. Enhanced penile erections through the soluble guanylyl-cyclase-stimulator BAY 41 – 2272 in conscious rabbits. Int J Impotence Res 2002; 14 Suppl. 4 : S 6 Abstr. P-006
7. Liu SP, Guh JH, Teng CM et al. YC-1 relaxes rabbit cavernous smooth muscle via soluble guanylate-cyclase-stimulation. Int J Impotence Res. 12,9th World Meeting on Impotence Research, Perth, 2000; p.65 Abstr. M 96
8. Nakane M, Hsieh G, Miller LN et al. Activation of soluble guanylate-cyclase causes relaxation of corpus cavernosum tissue: synergism of nitric oxide and YC-1. Int J Impotence Res 2002; 14: 121 – 127
9. Mills TM, Wingard CJ, Lewis RW et al. The effect of an inhibitor of Rho-kinase on the erectile response. Int J Impotence Res 2000; 12 Suppl 3: S 61 Abstr. A1

10. Mills TM, Chitaley K, Lewis R et al. Topical application of Rho-kinase-inhibitor – will it cause erec tion? Int J Impotence Res 2002; 14 Suppl. 3: S 5 Abstr. B 2.3
11. Wessels H, Levine N, Hardley ME et al. Melanocortin receptor agonists, penile erection and sexual motivation: human studies with Melanotan II. Int J Impotence Res; 2000; 12 Suppl. 4: S 74 – S 79
12. Lindia JA, Nargund R, Sebhat J et al. Erectogenic effects of a selective melanocortin-4- receptor (MC4-R) agonist in rat model of erectile activity. Int J Impotence Res 2001; 13 Suppl. 5: S 55, 12
13. Hayes ES, Doherty PS, Hanson LA et al. Pro-erectile effects of novel serotonin agonists. Int. J. Impotence Res 2000; 13 Suppl. 3: S 62
14. Goldstein IR, Payton T, Schechter PJ. A double-blind, placebo-controlled, efficacy and safety study of topical gel formulation of 1 % alprostadil (Topiglan®) for the in-office treatment of erectile dysfunction. Urology 2001; 75: 301 – 305
15. Christ GJ, Smith WL, Santizo C. Gene therapy with K^+ channels preserves erectile capacity in the face of diminished neuronal innervation following 12 – 16 weeks of experimental diabetes in rats. J Urol 1999; 161 No. 4 Suppl.: 210
16. Garban H, Marquez D, Magee T et al. Cloning of rat and human inducible penile nitric oxide synthase. Application for gene therapy of erectile dysfunction. Biol Reprod 1997; 56: 954 – 963
17. Bivalacqua TJ, Champion HC, Mehta YS et al. Adenoviral gene transfer of endothelial nitric oxide synthase (eNOS) to the penis improves age-related erectile dysfunction in the rat. Int J Impotence Res 2000; 12 Suppl. 5: S 8 – 17
18. Bivalacqua TJ, Champion HC, Abdel-Mageed AB et al. Gene transfer of pre-pro-calcitonin gene related peptide restores erectile function in the aged rat. Int J Impotence Res 2001; 13 Suppl. 4: S 16

14 Zukunft der Erektionsstörungen

M. Braun

14.1 Sildenafil – ein Meilenstein

Die Zulassung von Sildenafil ergab einen markanten Einschnitt in der Behandlung der erektilen Dysfunktion [1,2]. Gleichzeitig ist mit dem Medikament ein gesundheitspolitisches Novum, nämlich die erste offene Rationierung im deutschen Gesundheitswesen, verknüpft. Das ist deshalb so problematisch, weil zum Zeitpunkt der Entscheidungsfindung keine repräsentativen epidemiologischen Daten vorlagen.

Betrachtet man die künftige Bevölkerungsentwicklung, wird sich ein nur geringer Anstieg der absolut zu behandelnden Männer zeigen. Allerdings stehen dieser, wenn auch nur geringen, aber doch steigenden Zahl von Behandlungsbedürftigen eine immer kleiner werdende Anzahl von berufstätigen Menschen gegenüber, die über ihre Beiträge das Gesundheitswesen finanzieren. Dieser Trend wird sich bis in das Jahr 2035 fortsetzten. Erst dann werden die geburtenschwachen Jahrgänge den Überhang der älteren Generationen kompensiert haben.

14.2 Analysen

Die bei der „Kölner Befragung" erhobenen Prävalenzdaten (s. Kap. 6) wurden für den Zeitraum von 1998 bis 2040 festgelegt und vom Statistischen Bundesamt bereit gestellt. Da bei der Umfrage keine Daten für die Altersgruppe von 20–30 Jahren erhoben wurden, legte man bei der Berechnung der Prävalenz die Daten von 30- bis 39-jährigen Männern zugrunde.

14.2.1 Bevölkerungsentwicklung

Nach Angaben des statistischen Bundesamtes hat die Bevölkerung der Bundesrepublik Deutschland im Jahr 2000 mit 82,1 Mio. (40,2 Mio. Männer) ihren Höchststand erreicht. Durch die leicht steigende Lebenserwartung der Männer wird im Jahr 2005 die Anzahl der Männer mit 40,3 Mio. ihren Zenit überschreiten. Danach fällt die Bevölkerungsdichte kontinuierlich ab. Gleichzeitig verschiebt sich die Altersstruktur. So wird die Anzahl der Männer über 60 Jahre bis ins Jahr 2030 auf ca. 12 Mio. ansteigen, während die der Männer zwischen 30 und 60 Jahren bereits im Jahr 2015 den Höchststand erreicht (Tab. 14.1).

Tab. 14.1 Bevölkerungsentwicklung (Angaben in Mio.)

Jahr	Gesamtbevölkerung	Männer	Bevölkerung 20–65 J.)
1998	81	40	**51,2**
2000	**82,1**	40,2	51
2005	81,7	**40,3**	50,3
2010	81	40	49,6
2015	79,8	39,5	49,4
2020	78,4	38,8	47,9
2025	76,5	37,9	45,6
2030	74,3	36,8	42,1
2035	71,7	35,5	38,7
2040	68,8	34,1	36,8

Tab. 14.2 Entwicklung der Prävalenz von männlichen Erektionsstörungen (Angaben in Mio.)

Jahr	Männer mit ED	therapiebedürftige Männer
1998	4,14	1,47
2000	4,39	1,52
2005	4,72	1,51
2010	5,11	1,55
2015	5,18	1,57
2020	5,20	1,73
2025	5,40	1,78
2030	5,65	1,80
2035	5,60	1,69
2040	5,36	1,54

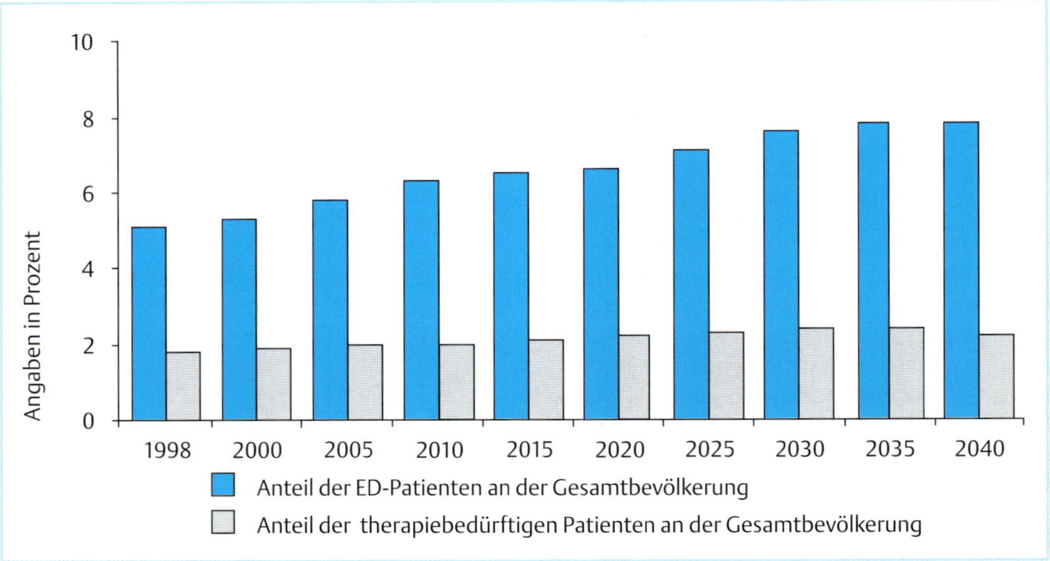

Abb. 14.**1** Anteil der erektiler Dysfunktion-Patienten an der Gesamtbevölkerung.

14.2.2 Dynamik der Prävalenz

Heute gibt es ca. 4,1 Mio. an erektiler Dysfunktion erkrankte Männer in Deutschland, von denen sich etwa 1,4 Mio. behandeln lassen wollen. Diese Anzahl wird bis ins Jahr 2030 kontinuierlich auf 5,65 Mio. Erkrankte und 1,8 Mio. Patienten ansteigen (Tab. 14.**2**, Abb. 14.**1**).

Der Anstieg um ca. 400 000 Patienten ist allein nicht so dramatisch, aber dem steht eine abnehmende Anzahl der Erwerbstätigen gegenüber. Nehmen wir an, dass die gesamte bundesdeutsche Bevölkerung zumindest ab dem 20. Lebensjahr berufstätig ist und Beiträge zum Bruttosozialprodukt leistet, dann standen 1998 dieser Gruppe von Menschen 8,1 % Erkrankte und 2,9 % behandlungsbedürftige Männer gegenüber. Diese Relation verschiebt sich bis ins Jahr 2040 deutlich. Denn dann beträgt der Anteil erkrankter Männer 14,5 % und die Menge der Patienten wird auf 4,2 % ansteigen, wobei der höchste Anteil im Jahre 2035 mit 14,5 % und 4,3 % zu verzeichnen sein wird (Abb. 14.**2**).

14.3 ED-Therapie – quo vadis?

Welche Folgen hat das nun für das Gesundheitswesen? Auch wenn das Bundessozialgericht in seinem Urteil vom 30. September 1999 die Behandlung der erektilen Dysfunktion im Einzelfall als erstattungsfähig klassifiziert hat, kann man aus den vorliegenden Daten folgern, dass die Therapie der erektilen Dysfunktion über das Budget der öffentlichen Krankenkassen nicht zu finanzieren sein wird. Es ist jedoch zu vermuten, dass einzelne Krankenversicherungen (private!) die ED-Therapie in ihren Leistungskatalog aufnehmen und so neue Mitglieder werben werden.

CAVE: Momentan zeichnet sich keine Lösung für das Gesundheitswesen und die ED-Therapie ab. Aber es ist wichtig, dass die Vertreter der involvierten Interessengruppen zusammen an der Lösung des Problems, bei der Betroffene mit ihren Rechten im Mittelpunkt stehen, arbeiten. Unsere Aufgabe wird es sein, entsprechende epidemiologische Daten zu generieren, um die ökonomischen Belastungen für die Allgemeinheit beurteilen zu können.

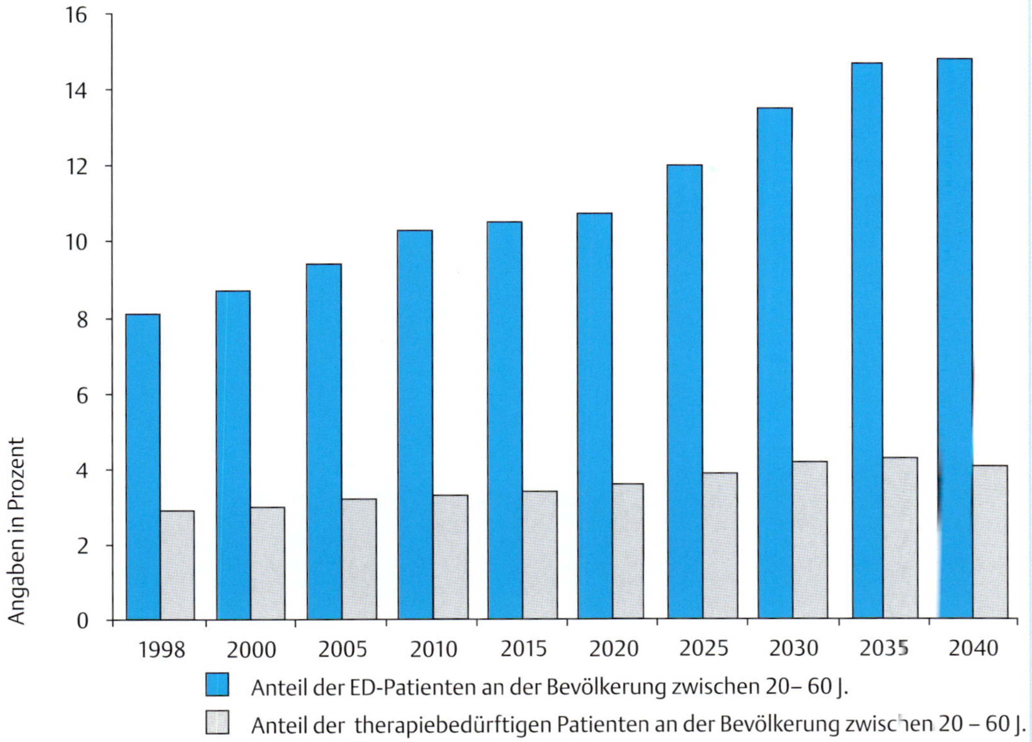

Abb. 14.**2** Anteil der ED-Patienten an der berufstätigen Bevölkerung.

Literatur

1. Boolell M, Allen MJ, Ballard SA et al. Sildenafil: an orally active type 5 cyclic GMP-specific phosphodiesterase inhibitor for the treatment of penile erectile dysfunction. Int J Imp Res 1996; 8: 47–52
2. Boolell M, Gepi-Attee S, Gingell JC et al. Sildenafil, a novel effective oral therapy for male erectile dysfunction. Br J Urol 1996; 78: 257–261
3. Braun M, Klotz T, Klingebiel J et al. Benigne Prostatahyperplasie und ED – wer ist der primär behandelnde Arzt? Urologe B 1999; 39: 372–376

15 Problemfeld epidemiologische Forschung

W. Lehmacher

*Das vorliegende Buch rankt sich um die so genannte „Kölner 8000er-Umfrage". Hierbei findet der geneigte Leser immer wieder Hinweise, dass es sich hierbei um eine „epidemiologische" Studie handelt. Doch was ist eigentlich Epidemiologie? Sicherlich ist es sinnvoll, in einem solchen Kontext einmal eine Definition sowie die wichtigsten Grundbegriffe von epidemiologischen Studien zu klären.**

**Anmerkung von M. Braun*

15.1 Epidemiologie

Die Epidemiologie untersucht die Verteilungen von Erkrankungen in Populationen und die Faktoren, die diese Verteilungsmuster bestimmen. Die Anwendung der Ergebnisse epidemiologischer Studien soll dann als Basis zur Steuerung von Gesundheitsproblemen in der Bevölkerung dienen [1]. Die klinische Epidemiologie stellt sich der Aufgabe, Methoden der bevölkerungsbezogenen Epidemiologie und der medizinischen Statistik auf die Lösung spezifischer klinischer Fragestellungen anzuwenden. Statt Populationen aus der Allgemeinbevölkerung legt man dann solche der Patienten mit einer bestimmten Krankheit zugrunde.

15.2 Studientypen

Die Epidemiologie hat bestimmte Studientypen (oder „Designs") entwickelt, die mit jeweils bestimmter Methodik verschiedene Fragestellungen untersuchen können. Ökologische Studien sind Studien, die auf der Analyse von aggregierten Daten beruhen, wie z. B. die Analyse des Zusammenhangs, ob in Gebieten mit geringem Jod im Trinkwasser eine höhere Inzidenz oder Prävalenz an Schilddrüsenkrankheiten vorliegt.

Wichtiger sind Studien, die auf der Analyse von Individualdaten beruhen. Vereinfacht wird hier die Assoziation zwischen einer Exposition E und der Prävalenz bzw. Inzidenz einer Krankheit K untersucht; die Häufigkeiten werden bezeichnet mit a = Anzahl der Exponierten mit der Krankheit, b = Anzahl der Exponierten ohne Krankheit, c = Anzahl der Nichtexponierten mit der Krankheit und d = Anzahl der Nichtexponierten ohne die Krankheit.

Tab. 15.1 Zusammenhang zwischen einer Exposition E und Krankheit K

		Krankheit K ja	Krankheit K nein	
Exposition E	ja	a	b	N_e
	nein	c	d	N_n
		N_k	N_g	N

Bei Kohortenstudien oder prospektiven Studien werden N_e Exponierte bzw. N_n Nichtexponierte untersucht, mit welchem Anteil a/N_E bzw. $c/N_{\bar{E}}$ jeweils die Krankheit auftritt. Bei diesem prospektiven Ansatz können also Inzidenzen bzw. Risiken ermittelt werden.

Bei Querschnitt- oder Prävalenzstudien wird bei jedem der Probanden (N) eine Stichprobe aus der zu untersuchenden Population untersucht, ob die Exposition vorliegt (E) oder nicht ($\bar{E}$) und ob die zu untersuchende Krankheit vorliegt (K) oder nicht ($\bar{K}$). Wegen der Gleichzeitigkeit der Beobachtung der Exposition und Krankheit können keine Inzidenzen, sondern nur Prävalenzen ermittelt werden.

Bei Fallkontrollstudien oder retrospektiven Studien werden N_k Kranke (Fälle) bzw. N_g Gesunde (Kontrollen) untersucht und deren Anteile Exponierter a/N_k bzw. b/N_k ermittelt.

Diese Studien beobachten nur, ob eine Exposition vorhanden ist oder nicht. Anders als bei biologischen Experimenten kann nicht vom Untersucher beeinflusst werden, welche Individuen exponiert werden oder nicht. Beobachtungsstudien haben somit grundsätzlich die Möglichkeit, dass bestimmte Formen der systematischen Verzerrung (Verfälschung, Bias) auftreten können. Dazu gehören u. a. das Confounding, wobei ein

Confounder (Störvariable) sowohl auf die Exposition und die Krankheit einen Einfluss hat und eine „Scheinkorrelation" erzeugt. Weitere, bei Beobachtungsstudien häufig auftretende Formen der Verzerrung sind der Selektions-Bias und der Observer-Bias.

Die randomisierte kontrollierte klinische Studie basiert grundsätzlich auf dem Vergleich zweier Therapien, der zufälligen Zuordnung der Patienten auf die zu vergleichenden Behandlungen (Randomisation) und einer adäquaten statistischen Beurteilung der Ergebnisse. Eindeutiger als bei Beobachtungsstudien kann bei einer gut durchgeführten randomisierten Studie kausal auf Effekte geschlossen werden, da sich die Vergleichsgruppen durch die Randomisation und einer möglichst weit gehenden Verblindung durch keinen anderen systematischen Faktor als die vorhandene oder nicht vorhandene Exposition (Behandlung, Intervention) unterscheiden. Eine klinische Studie ist in der Terminologie der epidemiologischen Studientypen eine prospektive Studie bzw. Kohortenstudie mit zusätzlicher Randomisation.

Tab. 15.2 Risikovergleiche und Effektmaße

	Erfolg		
	+	–	
Intervention	a	b	N_I
Kontrolle	c	d	N_K

Risiko-Rate der Behandelten:	$R_I = b/(a+b)$
Risiko-Rate der Kontrollen:	$R_K = d/(c+d)$
Risiko-Differenz:	$RD = R_K - R_I$
Relative Risiko-Reduktion:	$RRR = RD/R_K$
Relatives Risiko:	$RR = R_I/R_K$
Odds Ratio:	$OR = (a/b)/(c/d) = ad/bc$

15.3 Risiko-Maße in der Epidemiologie

In der Epidemiologie bzw. im Bereich der klinischen Epidemiologie/Evidence-Based Medicine haben sich bestimmte Risiko- bzw. Erfolgsmaße eingebürgert. Hier wird vom Vergleich einer Intervention (Behandlung, Exposition) mit einer Kontrolle und dem beobachteten Erfolg ausgegangen.

Das Risiko R_I der Behandelten bzw. der R_K Kontrollen ist dann der Anteil $R_I = b/(a + b)$ bzw. $R_K = d/(c + d)$. Die (absolute) Risiko-Differenz beschreibt dann den (absoluten) Gewinn der Erfolgsanteile der Behandlung gegenüber der Kontrolle.

Die „Number Needed to Treat" ergibt sich dann aus dem Inversen der Risiko-Differenz als $NNT = 1/RD$; sie kann interpretiert werden als Anzahl der Behandelten für 1 Zusatzerfolg.

Die relative Risiko-Reduktion ist dann definiert als $RRR = RD/R_K$; sie kann interpretiert werden als der Anteil der Kontrollen, der von der Behandlung profitieren würde.

Relative Risiken wie $RR = R_I/R_K$ werden in der Epidemiologie besonders beim Vergleich sehr kleiner Risiken angewandt.

Da das absolute Risiko und somit auch das relative Risiko nur bei Kohorten- und seltener bei Querschnittstudien, nicht aber bei Fallkontrollstudien berechnet werden kann, arbeitet man oft mit dem Odds Ratio $OR = (a/b)/(c/d) = ad/bc$, das bei allen Studienformen (Fallkontroll-, Kohorten- und Querschnittstudien) berechnet werden kann. Es kann bei kleinen Risiken als Näherung des relativen Risikos ($OR \approx RR$) interpretiert werden.

Alle diese Maße zum Vergleich von Risiken (oder Erfolgen) haben bei bestimmten Fragestellungen ihren Sinn. Im Rahmen der Evidence-Based Medicine sowie der Gesundheitsökonomie sind aber meist absolute Risiko-Differenzen bzw. „Numbers Needed to Treat" wichtiger als relative Risiko-Maße, da absolute Differenzen die patienten- bzw. fallbezogene Größenordnung messen und nicht nur den Prozentsatz, der durch eine Intervention reduziert werden kann. Relative Risiken werden traditionell in der bevölkerungsbezogenen Epidemiologie verwendet, wenn die Risiken klein sind; das Odds Ratio wird deshalb als Näherung für das relative Risiko verwendet, weil es sowohl bei prospektiven wie retrospektiven Studien berechenbar ist.

15.4 Good Epidemiological Practice

Heute werden im Bereich der klinischen Forschung neben hohen methodischen auch spezielle Anforderungen an die praktische Durchführung der Studie gestellt, die sichern sollen, dass alle Schritte einer Studie so durchgeführt werden, dass alle Aspekte von Dritten nachgeprüft werden können. Dieses Regelwerk der Good Clinical (Research) Praxis (GCP) setzt einerseits Normen (Qualitätsstandards) und stellt andererseits deren Einhaltung (Qualitätskontrolle) sicher. GCP-konforme Studien wurden ursprünglich von den Zulassungsbehörden erzwungen, um die Glaubwürdigkeit der Zulassungsunterlagen sicherzustellen. Inzwischen ist es aber unbestritten, dass nur methodisch gut geplante und technisch gut durchgeführte Studien zu validen Ergebnissen führen können – insofern verlangen Studien, die im Sinne der wissenschaftlichen Glaubwürdigkeit oder der Evidence-Based Medicine einen hohen Aussagewert haben sollen, generell die gleichen GCP-konformen Standards.

Neben der GCP in klinischen Studien hat sich analog die „Good Epidemiological Praxis (GEP)" etabliert. Entsprechende Leitlinien zur GEP kann man nachlesen [2, 3]. Dabei werden Aspekte zur Ethik, Forschungsfragestellung, Studienplan, Datenbanken, Qualitätssicherung, Datenhaltung und -dokumentation, Auswertung Datenschutz, vertragliche Rahmenbedingungen, Interpretation der Ergebnisse sowie Kommunikation der Ergebnisse samt ihrem Public-Health-Bezug zusammengestellt. Es wird unbedingt weiterführende Literatur zur Planung, Durchführung und Auswertung epidemiologischer Studien empfohlen [4 – 10].

Literatur

1. Last JM. A Dictionary of Epidemiology. 3. Aufl., Oxford University Press, Oxford; 1995
2. Wichmann HE, Lehmacher W, Berger J, Bergmann KE, Grieser E, Keil U, Schäfer H, Schwartz FW. Manual für die Planung und Durchführung epidemiologischer Studien. Schriftenreihe der Deutschen Gesellschaft für Medizinische Dokumentation, Informatik und Statistik (GMDS). Schattauer, Stuttgart; 1991
3. Bellach BM, Hense HW, Hoffmann W. Leitlinien und Empfehlungen zur Sicherung von Guter Epidemiologischer Praxis (GEP). 1999; www.daepi.-de
4. Ackermann-Liebrich U, Gutzwiller F, Keil U, Kunze M. Epidemiologie. Meducation, Wien; 1986
5. Ahlbohm A, Norell, S. Einführung in die moderne Epidemiologie. MMV, München; 1991
6. Beaglehole R, Bonita R, Kjellström T. Einführung in die Epidemiologie. Huber, Bern 1997
7. Fletcher RH, Fletcher SW, Wagner EH. Klinische Epidemiologie. Ullstein Medical, Wiesbaden; 1999
8. Gordis L. Epidemiologie. Kilian, Marburg; 2001
9. Kreienbrock L, Schach S. Epidemiologische Methoden. 3. Aufl. Spektrum Akad. Verlag Heidelberg; 2000
10. Sackett DL, Richardson WS, Rosenberg W, Haynes RB. Evidenzbasierte Medizin. Zuckschwerdt, München; 1999

16 Ein Score für die Prävalenz der ED

M. Hellmich

16.1 Motivation

Trotz der breiten öffentlichen Diskussion über erektile Dysfunktion, möglicher Therapien sowie insbesondere deren Erstattungs(un-)fähigkeit, ist der Themenbereich gerade bei den von erektiler Dysfunktion am häufigsten betroffenen älteren Männern weiterhin tabuisiert. Daher könnte sich ein objektives diagnostisches Instrument zur Abschätzung der individuellen Wahrscheinlichkeit bzw. Prävalenz für eine erektile Dysfunktion in Abhängigkeit von bestimmten Risikofaktoren in dreifacher Hinsicht als hilfreich erweisen:

1. Der behandelnde Arzt[1] kann aufgrund von individuellen Risikoprofilen gezielt seine Patienten ansprechen und über Therapiemöglichkeiten informieren.
2. Betroffene Männer und Frauen erkennen, dass sie mit dem Problem nicht allein sind. Dadurch gewinnen sie Sicherheit und werden in die Lage versetzt, ihren Arzt von sich aus anzusprechen.
3. Politische Entscheidungsträger können Ressourcen entsprechend der Prävalenzentwicklung in bestimmten Bevölkerungsgruppen planen.

16.2 Methodik

Mithilfe eines multivariaten statistischen Verfahrens, der multiplen logistischen Regression [1,2], wurde die Abhängigkeit des Anteils der Männer mit erektiler Dysfunktion der Kölner Studie [3,4] von bestimmten Risikofaktoren untersucht. Das Ergebnis der Modellanpassung ist eine Gleichung, mit der die individuelle ED-Wahrscheinlichkeit bzw. -Prävalenz P für ein bestimmtes Risikoprofil geschätzt werden kann. Um die einfache Anwendung unter praktischen Bedingungen zu gewährleisten, wurden lediglich die erhobenen Angaben zu erektiler Dysfunktion (KEED-Score ≥ 17), Alter (in Jahren), Begleit- bzw. Vorerkrankungen (Operation im kleinen Becken, Diabetes mellitus, arterielle Verschlusskrankheit, Bluthochdruck, Herzerkrankung – erhoben als Herzinsuffizienz oder Einnahme von Nitraten) sowie Rauchgewohnheiten (ja, nein) in die Modellgleichung einbezogen. Zur einfachen und praktischen Anwendung blieben Interaktionen zwischen mehreren Faktoren unberücksichtigt. Die ermittelte Modellgleichung wurde anhand der Daten der Berliner Studie [5] extern validiert.

16.3 Ergebnisse

Zur Anpassung der Modellgleichung konnten die vollständigen Angaben von 4396 Teilnehmern der Kölner Studie benutzt werden. Deskriptive statistische Kenngrößen zu den Häufigkeitsverteilungen der betrachteten Merkmale in diesem Kollektiv sind in Spalte 2 von Tab. 16.1 dargestellt. Die ermittelte lineare Modellgleichung für den natürlichen Logarithmus der ED-Chance Z, als Formel geschrieben $Z = \ln[P/(1-P)]$, ist:

$Z = 0{,}085 \times$ Alter $+ 1{,}776 \times$ {1 falls „Operation im kleinen Becken"; 0 sonst} $+ 1{,}331 \times$ {1, falls „Diabetes mellitus"; 0 sonst} $+ 0{,}688 \times$ {1, falls „arterielle Verschlusskrankheit"; 0 sonst} $+ 0{,}637 \times$ {1, falls „Herzerkrankung"; 0 sonst} $+ 0{,}435 \times$ {1, falls „Raucher"; 0 sonst} $+ 0{,}334 \times$ {1, falls „Bluthochdruck"; 0 sonst} $- 6{,}842$.

Aus Z errechnet sich die individuelle ED-Wahrscheinlichkeit bzw. -Prävalenz P über die Beziehung $P = 1/[1+\exp(-Z)]$. Hierbei bezeichnet „exp" die Exponentialfunktion zur Basis $e = 2{,}718$. Die interne diskriminatorische Güte der Gleichung gemessen durch die Fläche unter der zugehörigen ROC-Kurve beträgt $c = 83{,}9\,\%$ mit einem 95 %-Konfidenzintervall von 82,5 % bis 85,4 %. Dieser Index kann als Wahrscheinlichkeit interpretiert werden, mit der einem zufällig ausgewählten Mann mit erektiler Dysfunktion ein höheres P zugeordnet wird als einem zufällig ausgewählten

[1] Im Folgenden wird der besseren Lesbarkeit halber auf die korrekte Angabe der weiblichen Form verzichtet.

Tab. 16.**1** Deskriptive Statistik für die beiden Kollektive

Merkmale	Kölner Studie n = 4396	Berliner Studie n = 1817
Alter in Jahren, Mittelwert (SD)	51,7 (13,1)	59,1 (10,9)
Erektile Dysfunktion, n (%)	849 (19,3)	983 (54,1)
Operation im kleinen Becken, n (%)	243 (5,5)	141 (7,8)
Diabetes mellitus, n (%)	284 (6,5)	143 (7,9)
Arterielle Verschlusskrankheit, n (%)	373 (8,5)	137 (7,5)
Bluthochdruck, n (%)	757 (17,2)	515 (28,3)
Herzerkrankung, n (%)	304 (6,9)	196 (10,8)
Raucher, n (%)	1479 (33,6)	529 (29,1)

Mann ohne erektile Dysfunktion. Die Entscheidungsregel für P zum Schwellenwert 25% hat eine Sensitivität von 67,3%, eine Spezifität von 83,0%, einen positiven prädiktiven Wert von 48,6% und einen negativen prädiktiven Wert von 91,4%. Die Anwendung der Gleichung auf das Berliner Kollektiv (siehe Spalte 3 von Tab. 16.**1**) ergab den Indexwert c = 75,0% mit einem 95%-Konfidenzintervall von 72,8% bis 77,2%. Hier liefert der Schwellenwert 25% eine Sensitivität von 56,3%, eine Spezifität von 79,9%, einen positiven prädiktiven Wert von 76,7% und einen negativen prädiktiven Wert von 60,8%.

16.4 Beispiel

Angenommen es soll die ED-Wahrscheinlichkeit für einen 63 Jahre alten Diabetiker mit einer Herzerkrankung berechnet werden. Durch Einsetzen seiner Angaben in die Modellgleichung aus Abschnitt 16.**3** ergibt sich $Z = 0{,}085 \times 63 + 1{,}776 \times 0 + 1{,}331 \times 1 + 0{,}688 \times 0 + 0{,}637 \times 1 + 0{,}435 \times 0 + 0{,}334 \times 0 - 6{,}842 = 0{,}481$ und somit $P = 1/[1+\exp(-0{,}481)] = 61{,}8\%$. Die Eingabe der Daten und anschließende Berechnung der ED-Wahrscheinlichkeit kann auf Handrechnern leicht realisiert werden. Alternativ kann die Gleichung in ein additives Bewertungsschema umgesetzt werden (s. Abb. 16.**1**). Im Beispiel ergibt sich eine Punktsumme von 63 + 16 + 7 = 86, die einer ED-Wahrscheinlichkeit von 62% entspricht. Aufgrund von Rundungsfehlern können die Ergebnisse von Gleichung und Bewertungsschema um maximal 3 Prozentpunkte voneinander abweichen.

16.5 Diskussion

Der vorgestellte ED-Score erreichte sowohl am Entwicklungsdatensatz (Kölner Studie) als auch am Validierungsdatensatz (Berliner Studie) eine diskriminatorische Güte (83,9 bzw. 75,0%), die ähnlich hoch ist wie die anderer, populärer Scores [6, 7]. Insbesondere zeigte sich die Modellgleichung in dieser Hinsicht robust gegenüber der für die Berliner Studie verwendeten anderen ED-Definition, die auf dem „International Index of Erectile Funktion (IIEF)" [8] basiert. Die unterschiedliche ED-Definition ist vermutlich die Hauptursache für den großen Prävalenzunterschied zwischen den Studien.

Die Verwendung des Begriffs „Risiko" im Zusammenhang mit Querschnittstudien ist aus wissenschaftlicher Sicht problematisch, da diesem Studientyp in der Regel der Inzidenzbezug fehlt. Die Schätzung der individuellen ED-Wahrscheinlichkeit bzw. -Prävalenz sollte daher nur als Näherung des individuellen ED-Risikos verstanden werden (unter der Annahme, dass Inzidenz und Prävalenz ähnlich sind).

Beim Schwellenwert 25%, dem eine Punktsumme von 67 entspricht, wurden zwei Drittel aller von ED betroffenen Teilnehmer der Kölner Studie richtig klassifiziert. Dieser Schwellenwert wird

Erektile Dysfunktion Risiko Score (EROS)

Schritt 1

Alter	Punkte
in Jahren	dito

Schritt 2

Operation im kleinen Becken	Punkte
ja	21
nein	0

Schritt 3

Diabetes mellitus	Punkte
ja	16
nein	0

Schritt 4

Arterielle Verschlusskrankheit	Punkte
ja	8
nein	0

Schritt 5

Herzerkrankung	Punkte
ja	7
nein	0

Schritt 6

Raucher	Punkte
ja	5
nein	0

Schritt 7

Bluthochdruck	Punkte
ja	4
nein	0

Schritt 8

Summiere die Punkte aus den Schritten 1 – 7.
Bestimme die individuelle
ED-Wahrscheinlichkeit aus der Tabelle.

Tabelle

Punktsumme	ED-Wahrscheinlichkeit [%]
bis 50	**≤ 7**
51 – 52	8
53	9
54	10
55	11
56 – 57	12
58	13
59	14
60	**15**
61	17
62	18
63	19
64	20
65	22
66	23
67	25
68	27
69	28
70	**30**
71	32
72	34
73	36
74	38
75	40
76	42
77	44
78	46
79	48
80	**50**
81	52
82	54
83	56
84	58
85	60
86	62
87	64
88	66
89	68
90	**70**
91	72
92	73
93	75
94	77
95	78
96	80
97	81
98	82
99	83
ab 100	**≥ 85**

Abb. 16.1 Schema zur Bestimmung der individuellen ED-Wahrscheinlichkeit.

z.B. erreicht von einem 62 Jahre alten Raucher, einem 51-jährigen Diabetiker sowie einem 42 Jahre alten Hypertoniker, der bereits im kleinen Becken operiert wurde. In absoluten Zahlen ausgedrückt, bedeutet der Schwellenwert 25%, dass der behandelnde Arzt im Durchschnitt bis zu vier (= 1/0,25) Patienten ansprechen müsste, um einen Patienten mit erektiler Dysfunktion zu identifizieren. Aus Gründen der Praktikabilität wird deshalb die Auswahl eines speziellen Schwellenwertes beim behandelnden Arzt verbleiben.

Literatur

1. Backhaus K, Erichson B, Plinke W et al. Multivariate Analysemethoden. Eine anwendungsorientierte Einführung. 9. überarb. u. erw. Aufl. Berlin, Springer 2000
2. Harrell Jr FE, Lee KL, Mark DB. Tutorial in biostatistics. Multivariable prognostic models: issues in developing models, evaluating assumptions and adequacy, and measuring and reducing errors. Stat Med 1996;15: 361 – 387
3. Braun M, Wassmer G, Klotz T et al. Epidemiology of erectile dysfunction: results of the „Cologne Male Survey“. Int J Impot Res 2000;12: 305 – 311
4. Braun M, Klotz T, Reifenrath B. Die Prävalenz von männlichen Erektionsstörungen in Deutschland heute und in der Zukunft. Aktuel Urol 2000; 31: 302 – 307
5. Schäfer GA, Englert HS, Ahlers CJ, Roll S, Willich SN, Beier KM. Erektionsstörung und Lebensqualität – Erste Ergebnisse der Berliner Männer-Studie. Sexuologie 2003; 10: 50 – 60
6. Assmann G, Cullen P, Schulte H. Simple scoring scheme for calculating the risk of acute coronary events based on the 10-year follow-up of the prospective cardiovascular Münster (PROCAM) study. Circulation 2002; 105: 310 – 315
7. D'Agostino RB, Grundy S, Sullivan LM et al. Validation of the Framingham coronary heart disease prediction scores. JAMA 2001; 286: 180 – 187
8. Rosen RC, Capelleri JC, Smith MD, Lipsky J, Pena BM. Development and evaluation of an abridged, 5-item version of the international index of erec tile function (IIEF-5) as a diagnostic tool for erec tile dysfunction. Int J Impot Res 1999; 11:319 – 326

17 Zusammenfassung für den eiligen Leser

M. Braun

17.1 Diagnose ED

Die erektile Dysfunktion ist eine Erkrankung, bei der über den Zeitraum von sechs Monaten in der überwiegenden Anzahl von Versuchen ein befriedigender Geschlechtsverkehr nicht mehr möglich ist [17]. Die Erektionsstörung stellt nur ein einzelnes Symptom der männlichen Sexualprobleme dar. Doch der Raum, den sie hierbei einnehmen, ist entsprechend groß (Abb. 17.**1**).

Man kann Erektionsstörungen grob nach organischer oder psychogener Genese unterteilen. Allerdings lassen sich sehr häufig Mischformen beider Ursachen finden, sodass eine strenge Klassifikation schwierig ist. Historisch gesehen war die Diagnostik und Therapie der Impotenz lange Zeit eine Domäne der Psychologie. Nach Einführung der Injektionstherapie mittels vasoaktiver Substanzen in den 70er-Jahren, hat sich das Bild von der Sicht der primär psychogen verursachten zu einer überwiegend organisch bedingten Erkrankung gewandelt. Allerdings schlug das Pendel zunächst zu weit in die Richtung der rein organisch orientierten Therapie aus [2,4]. Mit zunehmender Kenntnis der Zusammenhänge zeigte sich die enge Verknüpfung von organischen und

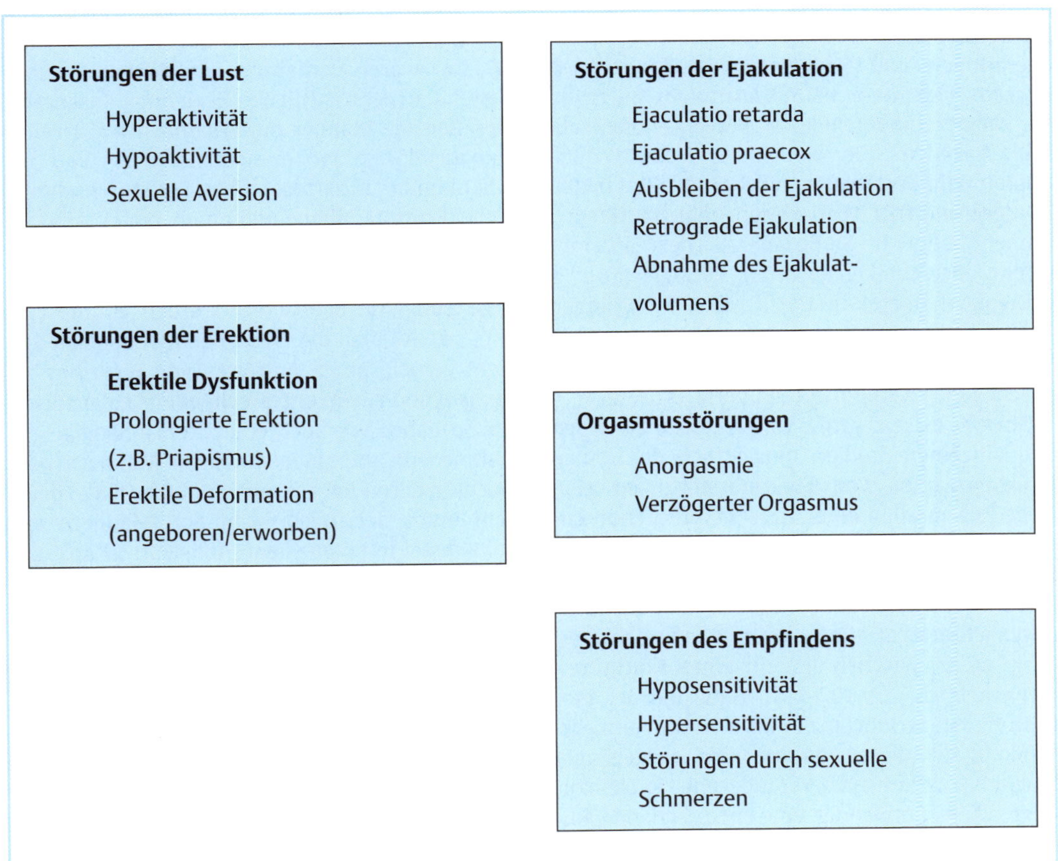

Abb. 17.**1** Klassifikation männlicher Sexualstörungen.

psychogenen Ursachen, sodass in letzter Zeit die Mischformen mehr Bedeutung erlangt haben. Das hat wiederum eine entsprechend multimodale Therapie zur Folge (s. Kap. 10).

Weiterhin ist die erektile Dysfunktion des höheren Erwachsenenalters ein häufiges Symptom, das mit den typischen chronisch degenerativen Erkrankungen der Industrienationen verknüpft ist. So zeigt die Studie von Feldmann die Abhängigkeit von Begleiterkrankungen und entsprechender Medikation. Es fand sich eine hohe Koinzidenz mit den Herzerkrankungen, Diabetes mellitus oder Hypertonie. Inwieweit die entsprechende Therapie auch Auslöser von Erektionsstörungen ist, bleibt abzuwarten, immerhin zeigte sich eine überdurchschnittliche Häufigkeit bei Männern, die mit Vasodilatatoren, Kardiaka, antihyperglykämischen Substanzen sowie Antihypertensiva behandelt wurden [10]. Iatrogen durch operative Eingriffe im kleinen Becken bedingte Erektionsstörungen treten nach radikalen Tumoroperationen und Radiotherapien des kleinen Beckens (Prostata- und Dickdarmkrebs) aufgrund der damit einhergehenden Nervenläsionen auf [12]. Nachdem aber neben der Heilung auch immer mehr der Erhalt von Lebensqualität in den Vordergrund tritt, wird dieser Problematik auch immer häufiger im Sinne von z. B. „nervesparing" Operationstechniken Rechnung getragen [18].

Die primäre erektile Dysfunktion beim jungen Mann hat häufig organische Ursachen (z.B. Schwellkörperinsuffizienz), kann aber auch von psychogenen Komponenten überlagert sein.

Obwohl es sehr große Unterschiede zwischen den einzelnen Studien hinsichtlich der reinen Prävalenzzahlen von Erektionsstörungen gibt, zeigt sich in allen eine altersentsprechende Zunahme der Impotenzraten. Aufgrund sozioökonomischer Unterschiede und dem Fehlen entsprechender, nach epidemiologischen Kriterien durchgeführter Studien, unterscheiden sich allerdings diese zwischen den einzelnen Kulturkreisen erheblich [3,9,10,14,15]. Aufgrund der Einführung neuer Substanzen hat sich die Aufmerksamkeit, die diesem Problemfeld entgegengebracht wurde, drastisch verändert [5,11]. Demzufolge war es notwendig, eine entsprechende epidemiologische Untersuchung in Deutschland durchzuführen (s. Kap. 15).

17.2 Das Studiendesign

Es wurden altersstratifiziert 8000 Männer im Stadtbereich Köln mittels eines eigens entwickelten, validierten und publizierten Fragebogens (Kölner Erfassungsbogen der erektilen Dysfunktion im Folgenden KEED) angeschrieben [6].

Der Fragebogen bestand aus drei Teilen, dem Mantelbogen mit persönlichen und sozioökonomischen Angaben, dem Fragenkomplex zur Sexualität (KEED; s. Anhang I) und Angaben zum Miktionsverhalten (Lower urinary tract symptoms im Folgenden LUTS; IPSS s. Anhang II).

17.3 Ergebnisse

Der Gesamtrücklauf betrug 4883 (61,1%) wobei allerdings nur 4489 auswertbare Antworten (56,2%) in der Auswertung berücksichtigt werden konnten. Das Durchschnittsalter betrug 51,8 Jahre, zwei Drittel der Männer 2967/4489 (66,0%) waren verheiratet und lebten in einer festen partnerschaftlichen Beziehung. Insgesamt besaßen die Männer durchschnittlich 2,2 Familienangehörige, wobei sich hier der Trend zur Kleinfamilie durchgesetzt hat. Das durchschnittliche Bruttofamilieneinkommen belief sich auf ca. 1900 € (s. Kap. 9). Die Gesamtprävalenz der Impotenz betrug 19,2%, wobei eine altersabhängige Zunahme beobachtet werden konnte (2–53%). Leitet man die Therapienotwendigkeit von dem gemeinsamen Auftreten von Erektionsstörungen und einem entsprechenden Leidensdruck ab, so haben wir auch eine altersabhängige Zunahme von therapiebedürftigen Männern beobachtet, deren Anzahl mit 310/4489 (6,8%) deutlich unter derjenigen Zahl von Männern mit manifester Impotenz liegt (Abb. 17.**2**; s. Kap. 5).

17.3.1 Komorbiditäten

Ein Blick auf die Komorbiditäten offenbart, dass viele Volkskrankheiten mit einer Einschränkung der Erektionsfähigkeit einhergehen.

Diabetes mellitus

In dem untersuchten Kollektiv fanden sich 285 Männer (6,4%) mit einem Diabetes mellitus. Die Prävalenz der Impotenz lag bei dieser Subgruppe

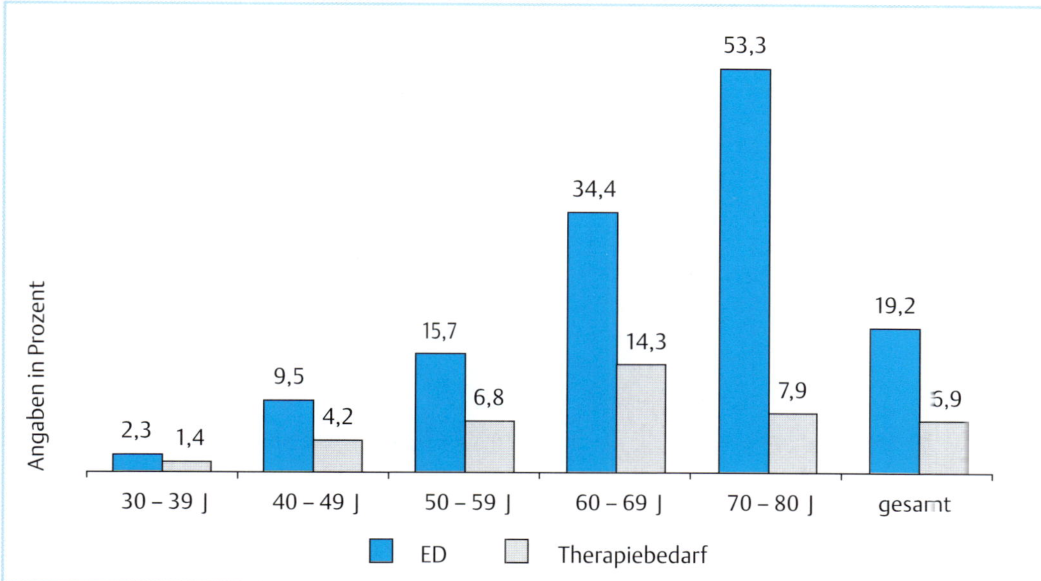

Abb. 17.**2** Die Prävalenz der Impotenz (KEED-Score ≥ 17) und des Therapiebedarfs (KEED-Score ≥ 17 und Leidensdruck).

bei 60,4%. Das war signifikant unterschiedlich ($p < 0{,}001$), wenn man die Diabetiker mit der übrigen Studienpopulation, wo sich eine Prävalenz von 16,4% erheben ließ, vergleicht. Die Frage, ob die Einnahme von antidiabetogenen Medikamenten die Erektionsfähigkeit verschlechtert oder nicht, kann aus den vorliegenden Daten nicht eindeutig beantwortet werden, da hier die Männer mit Antidiabetika zwar signifikant häufiger eine erektile Dysfunktion haben (66,3 vs. 17%), aber unter Umständen genau diese Männer eine schwerere und unter Umständen länger andauernde Entgleisung der Stoffwechsellage hatten. Demnach muss die Frage nach dem Einfluss der Medikation hier offen bleiben (Abb. 17.**3**; s. Kap. 6).

Herzerkrankungen

Kardiale Erkrankungen sind im Allgemeinen häufig. Sie können ein Symptom bzw. auch als eigenständige Erkrankung das Gefäßsystem und damit auch die penile Durchblutungssituation negativ beeinflussen (s. Kap. 7).

Hypertonie

Die Anzahl der Männer mit einem Hypertonus betrug in unserer Untersuchung 760 Personen. Der Anteil der Männer mit einer ausgeprägten Erektionsstörung machte 35,9% (n = 273) aus. In der Gruppe der normotonen Männer betrug der Anteil 15,8%. Dieser Unterschied war statistisch signifikant ($p < 0{,}001$) (Abb. 17.**4**).

Herzinsuffizienz

Die Einschränkung der kardialen Pumpfunktion ist ebenfalls mit einer erhöhten Impotenzrate assoziiert. Diese Erkrankung tritt zumeist im höheren Alter auf. Analog hierzu zeigt sich in unserer Studie ebenfalls ein signifikanter Anstieg der Impotenzrate bei diesen Erkrankten ab dem 50. Lebensjahr. Der Unterschied zu den nichterkrankten Männern ist mit $p < 0{,}001$ (herzinsuffiziente Männer 57,9% vs. nichterkrankte Männer 17,2%) als hochsignifikant zu bezeichnen (Abb. 17.**5**).

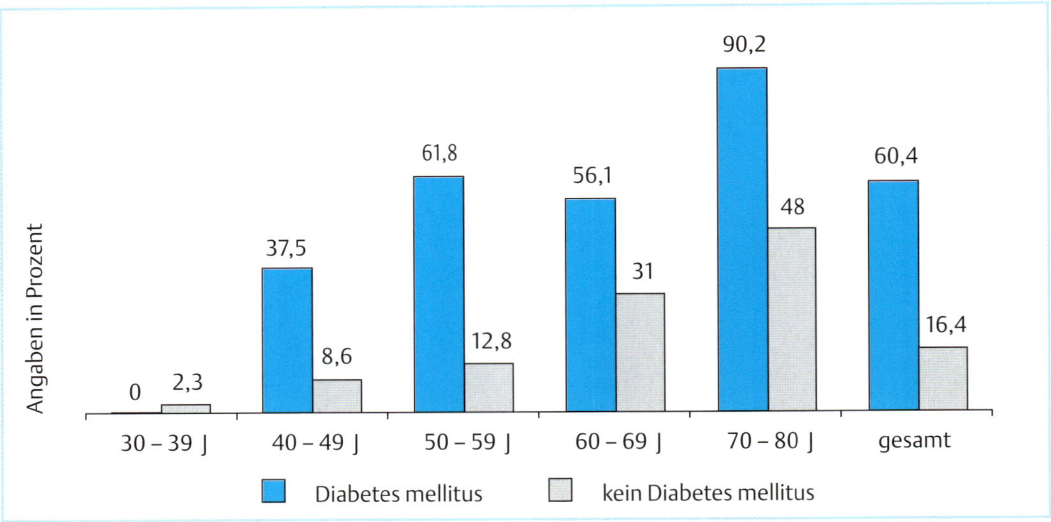

Abb. 17.**3** Vergleich der Prävalenz von Erektionsstörungen bei Diabetikern vs. Nichtdiabetikern.

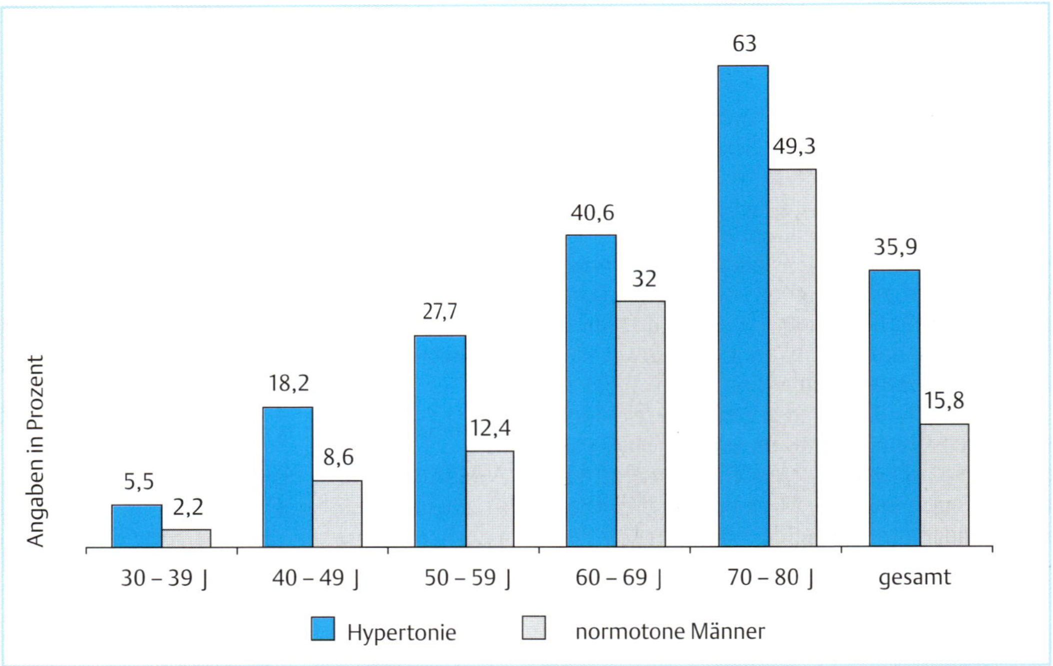

Abb. 17.**4** Vergleich der Prävalenz von Erektionsstörungen bei Hypertonikern vs. normotonen Männern.

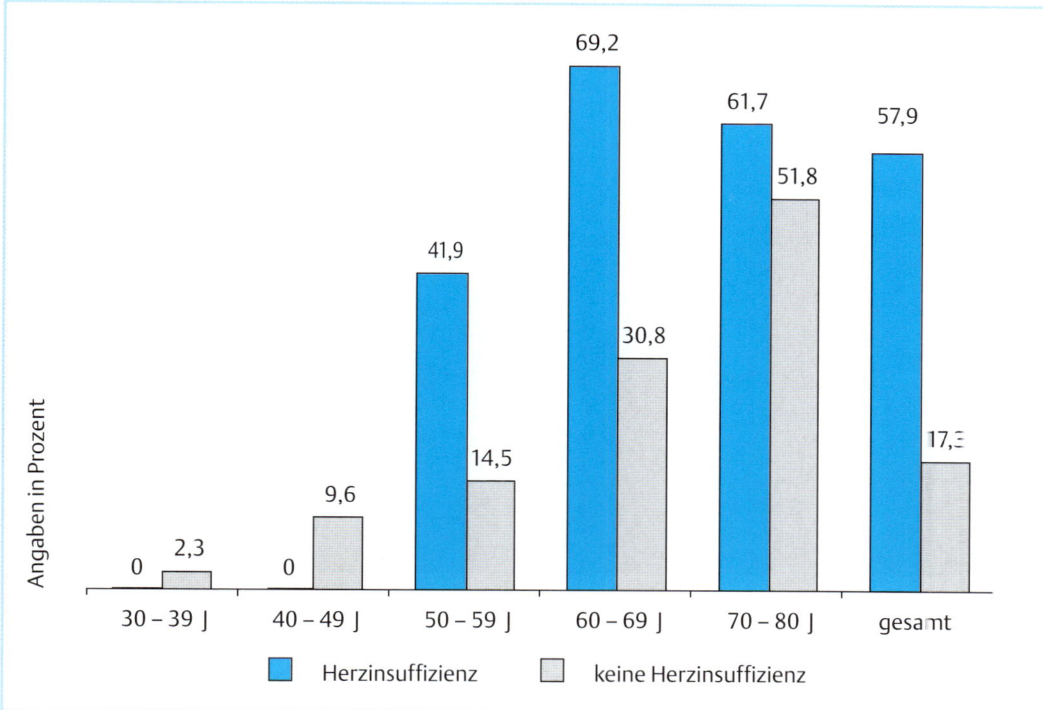

Abb. 17.**5** Vergleich der Prävalenz von Erektionsstörungen bei Männern mit und ohne Herzinsuffizienz.

Medikation kardialer Erkrankungen

Es wurden aufgrund der in der Studienpopulation am häufigsten verordneten Medikamente folgende Gruppen untersucht:

1. Betablocker
2. Kalziumantagonisten
3. Nitrate

Bei allen drei Substanzen ließen sich in der multivariaten Analyse deutliche Unterschiede bei den behandelten Männern, verglichen zu den Männern, die keine Medikation einnahmen, herausarbeiten. Die Frage, inwieweit dies durch die Medikation oder die zugrunde liegende Erkrankung bedingt war, lässt sich anhand von einer solchen Untersuchung nicht beantworten.

Arterielle Durchblutungsstörungen

Diese sind gekennzeichnet durch Veränderungen der Hämodynamik im Gefäßsystem. Wenig erstaunlich ist demnach auch die klare Assoziation mit Erektionsstörungen (Erkrankte 49,3 vs. Nichterkrankte 17,2%). Auch die arteriellen Durchblutungsstörungen treten verstärkt im höheren Lebensalter auf, sodass mit zunehmendem Alter hier auch ein immer deutlicherer Unterschied nachweisbar war (Abb. 17.**6**).

Operationen im kleinen Becken

Aufgrund der engen anatomischen Verhältnisse im kleinen Becken ist jeder operative Eingriff von der Gefahr einer iatrogenen Nervenläsion begleitet. Während in den jüngeren Altersgruppen vermehrt die Folgen von Unfällen mit Urethralläsionen als Ursachen für eine iatrogen verursachte Erektionsstörung verantwortlich waren, zeigten sich in den höheren Altersgruppen vor allem die Folgen von z. B. Zustand nach radikaler Prostatovesikolektomie, Zystektomie, Sigma-, Rektumresektionen aber auch transurethraler Resektion eines Prostataadenoms. Auch hier war der Unterschied zwischen operierten und nicht-

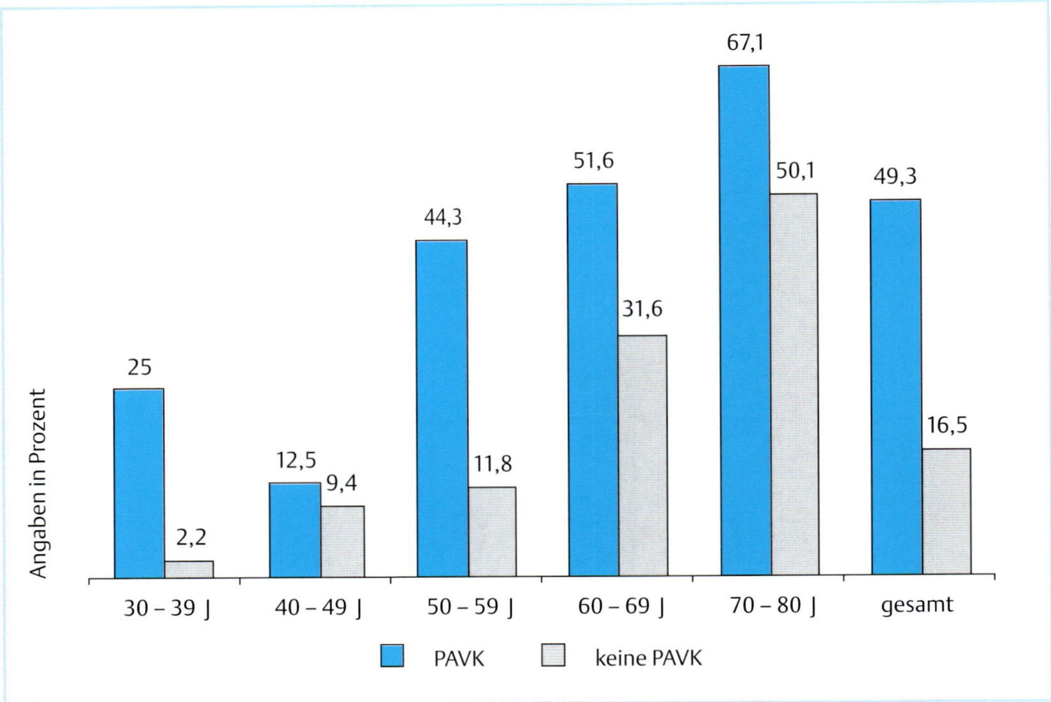

Abb. 17.**6** Vergleich der Prävalenz von Erektionsstörungen bei Männern mit und ohne Herzinsuffizienz.

operierten Männern hinsichtlich dem Auftreten von Erektionsstörungen signifikant unterschiedlich (65,3 vs. 16,6%; $p < 0{,}001$) (Abb. 17.**7**).

Miktionsstörungen

Der Zusammenhang von Erektionsstörungen und Miktionsstörungen (LUTS; lower urinary tract symptoms) beobachtete man lange Zeit. Allerdings war man der Meinung, dass diese Korrelation ein eher zufälliges, altersbezogenes Zusammentreffen von zwei Symptomenkomplexen war. Es fand sich aber in unserer Untersuchung, in einer multiplen logistischen Regressionsanalyse (Odds Ratio) einen Wert von 2,11 [1,75–2,55]). Die Überprüfung mittels multifaktorieller Analysen zeigte, dass es sich bei den Miktionsstörungen unabhängig vom Alter auch unter der Berücksichtigung anderen Komorbiditäten, wie Diabetes mellitus, Hypertonie und Operationen im kleinen Becken, mit hoher Wahrscheinlichkeit um einen eigenständigen Risikofaktor für die Entwicklung von organisch bedingten Erektionsstörung handelt ($p < 0{,}0002$). Mit anderen Worten, das Risiko eine erektile Dysfunktion zu entwickeln, ist bei symptomatischen BPH-Patienten verdoppelt (Abb. 17.**8**; s. Kap. 8).

17.3.2 Therapie von Erektionsstörungen

Erektionsfördernde Medikamente sind allenfalls auf Einzelantrag, in der Regel aber in Deutschland nicht erstattungsfähig.

Insgesamt waren 65,3% der Männer bereit, sich an den Behandlungskosten zu beteiligen (Abb. 17.**9**). Es zeigte sich eine schwache, statistisch nicht signifikante Abhängigkeit von der Menge des Familienbruttoeinkommens (s. Kap. 9).

Das aktuell gestiegene Interesse an den neuen Therapieformen der erektilen Dysfunktion, geht mit der Entwicklung und Einführung der neuen Medikamente einher. Nachdem die alten medikamentösen Therapieformen aufgrund der feh-

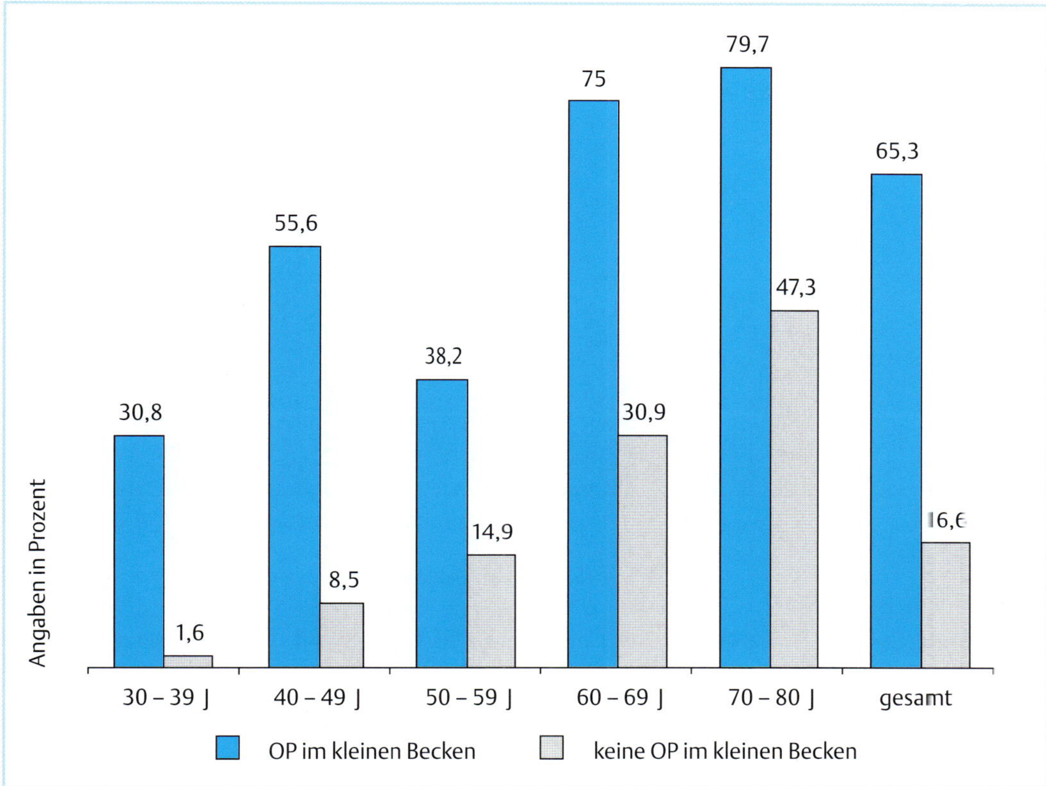

Abb. 17.7 Vergleich der Prävalenz von Erektionsstörungen bei Männern mit und ohne Operationen im kleinen Becken.

lenden Wirksamkeit bzw. wegen der Notwendigkeit, diese entweder mittels einer Injektion oder über die Harnröhre zu applizieren, keine breite Verwendung fanden. Ähnliches gilt für die operative Therapie im Sinne einer Revaskularisierung bzw. einer Ligatur der abführenden Venen, die allenfalls für ein stark selektioniertes Krankengut infrage kommt, und die Implantation einer Schwellkörperprothese als Ultima Ratio beim Versagen aller anderen Möglichkeiten angesehen wird (s. Kap. 10 – 13). So stellt die Entwicklung von neuen wirksamen oral einzunehmenden Medikamenten ein von den Patienten gefordertes Faktum dar. Demzufolge wurde eine solche Therapieform auch von 73,8 % der Männer deutlich bevorzugt.

17.4 Diagnostik der erektilen Dysfunktion

Diese beinhaltet neben einer genauen Anamnese eine körperliche Untersuchung, entsprechende Labordiagnostik, spezielle apparative und ggf. interdisziplinäre Untersuchungen (Endokrinologie, Neurologie etc.).

Interviewtechnisch ist vor allem die Sexualanamnese relevant. Dafür empfiehlt es sich, eine Klassifikation der Symptome durchzuführen, um den Erfolg einer entsprechenden Therapie zu objektivieren und zu dokumentieren. Weiterhin müssen die entsprechenden Nebenerkrankungen bzw. deren Therapie erfasst werden.

Analog der Komorbiditäten orientiert sich auch die körperliche Untersuchung neben der Erhebung des genitalen, vor allem auf die Erfassung

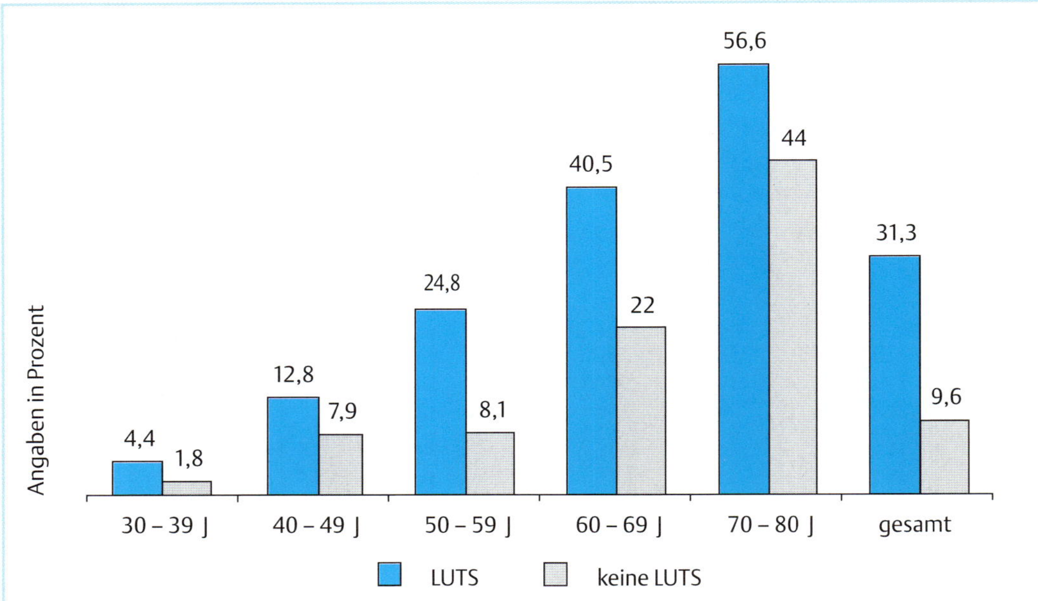

Abb. 17.**8** Vergleich der Prävalenz von Erektionsstörungen bei Männern mit und ohne Miktionsstörungen (LUTS).

des Gefäßstatus. Ebenfalls sollte man Hinweisen auf unentdeckte Entgleisungen der Stoffwechsellage dringend nachgehen. Auch wenn Testosteron nur selten für die Behandlung einer Impotenz hilfreich eingesetzt werden kann, darf man die rektale Untersuchung zur Beurteilung der Prostatagröße und -konsistenz nicht unterlassen.

Die Laboruntersuchungen umfassen neben der Bestimmung der Lipide und des Cholesterins auch den Blutzucker. Bei pathologisch erhöhten Werten sollte man zusätzlich den HbA 1 c abnehmen. Zum Hormonstatus gehört die Messung des Testosterons, Prolaktins und bei einem entsprechenden Verdacht auch der Schilddrüsenhormone. Nur selten ist ein erniedrigtes Testosteron die Ursache für Erektionsstörungen. Allerdings ist im Hinblick auf die Diagnostik von „männlichen Sexualstörungen“ (Abb. 17.**1**) oder der so genannten PADAM-Symptomatik (Partielles Androgen Defizit des Alten Mannes) die Bestimmung von Testosteron gerechtfertigt. Ebenfalls extrem selten, aber mit entsprechenden weiterführenden diagnostischen und therapeutischen Maßnahmen verknüpft, ist die Abnahme des Prolaktins. Zeigt sich hier in drei aufeinander folgenden Messungen eine deutliche Erhöhung, so ist eine weiterführende bildgebende Diagnostik zum Ausschluss eines Prolaktinoms indiziert.

Diese Untersuchungen müssen nicht unbedingt vom Urologen durchgeführt werden. Aber die weiterführende spezielle Diagnostik sollte von dem entsprechend ausgebildeten und apparativ ausgestatteten Facharzt geleistet werden.

Bei den speziellen Untersuchungen handelt es sich um die duplexsonographische Untersuchung der penilen Gefäße in Kombination mit einer intrakavernösen Injektion von vasoaktiven Substanzen (z. B. Prostavasin). Es wird getestet, ob der Schwellkörper zum einen eine normale Erektion, allein auf dem Boden einer Durchblutungsverstärkung erreichen kann und zum anderen können ausgeprägte Ungleichverteilungen bei den drei, den Penis versorgenden Hauptgefäßen diagnostiziert werden. Zeigt sich hier eine entsprechende Veränderung, sollte vor Fortsetzung der ED-Diagnostik eine angiologische/kardiologische Untersuchung des Gefäßstatus erfolgen. Nach Einführung der neuen erektionsfördernden

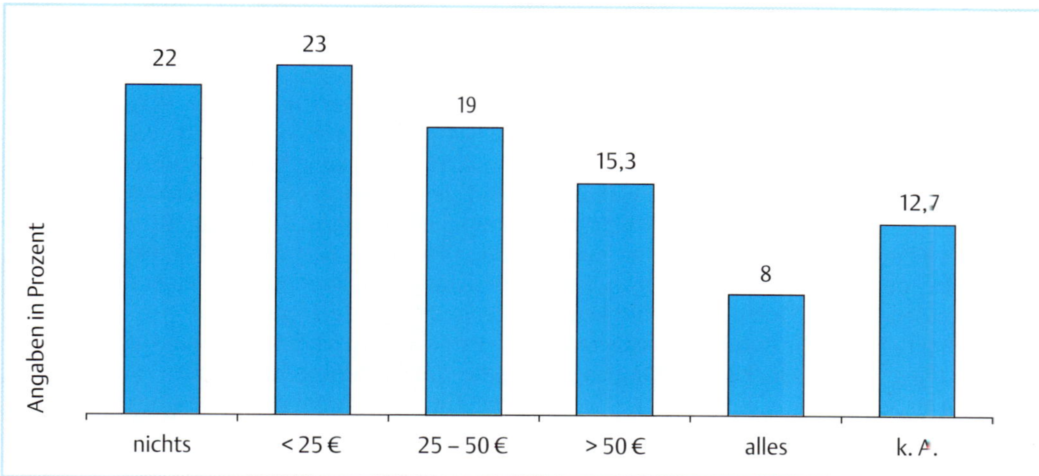

Abb. 17.**9** Finanzielle Eigenbeteiligung an einer wirksamen ED-Therapie.

Substanzen (PDE-5-Inhibitoren, Apomorphin) folgt nun die Verabreichung einer Testdosis unter häuslichen Bedingungen. Da die neuen Substanzen aber auch entsprechende Nebenwirkungen haben, und alle „on demand" wirken, können auch unter ambulanten Bedingungen die möglichen Nebenwirkungen (Blutdruckabfall, Übelkeit etc.) untersucht werden.

Zeigen auch diese Medikamente allein oder aber auch in Kombination verabreicht keinen gewünschten Effekt, folgt mit der so genannten Kavernosonographie, -metrie eine Funktionsuntersuchung der Schwellköper.

	PDE-5-Inhibitor (Sildenafil)	Apomorphin
Flush	56%	39%
Rhinitis	51%	37%
Farbsehen	21%	8%
Müdigkeit	40%	27%
Übelkeit	1,5%	30%

Abb. 17.**10** Häufige Nebenwirkungen von wirksamen oralen Substanzen

17.5 Therapie der erektilen Dysfunktion

Ein weiterer Aspekt ist die Forderung der Männer nach einer wirksamen Therapie. Mit der Entwicklung neuer Medikamente kann man diesem Wunsch Rechnung tragen. Dafür ist es aber dringend erforderlich, über die neuen Medikamente, deren Wirkungsweise, Nebenwirkungsspektrum und Kontraindikationen genau Bescheid zu wissen.

So ist den Medikamentengruppen der PDE-5-Inhibitoren und Apomorphin eine „on demand"-Wirkungsweise eigen, d. h. diese Substanzen wirken nur dann, wenn sich der Patient in einer erotisch stimulierenden Situation befindet. Das Nebenwirkungsspektrum ist moderat (Abb. 17.**10**). Aufgrund des spezifischen Wirkmechanismus kann dieser unter kontrollierten Bedingungen auch beobachtet werden. Wichtig ist vor allem die Kenntnis der absoluten und relativen Kontraindikationen.

Am Beispiel von Sildenafil lässt sich weiterhin zeigen, wie wichtig es ist, aufmerksam die Informationen um die so genannten „Life-Style-Drugs" zu verfolgen. So musste, nachdem gefährliche hypotone Krisen bei der gleichzeitigen Einnahme von Sildenafil und Alphablockern (Indikationen: Therapie von Hypertonie und Miktionsstörungen) auftraten, das „Labeling" von Sildenafil geändert werden. Demnach besteht jetzt die Empfehlung, dass zwischen der Einnahme von Sildenafil (das gilt auch für Vardenafil und Tadalafil) und der Einnahme eines Alphablockers mindestens ein Abstand von vier Stunden liegen sollte.

Kritisch muss man auch die Kombinationstherapie von erektionsverstärkenden Medikamenten betrachten, auch wenn in einer ersten Studie an gesunden Probanden keine signifikante Potenzierung der bekannten Nebenwirkungen beobachtet werden konnte. Trotzdem ist zum heutigen Zeitpunkt eine solche Kombinationstherapie allenfalls unter klinischen Studienbedingungen zu empfehlen.

CAVE:
- Die Klassifikation der ED als „Befindlichkeitsstörung" ist fragwürdig.
- Die medikamentöse Therapie von Erektionsstörungen bedarf einer entsprechenden Diagnostik.
- Wirksame Therapeutika zur erektilen Dysfunktion haben ein spezifisches Nebenwirkungs- und Interaktionsspektrum. Sie unterscheiden sich deutlich von „OTC-Drugs" (Over-The-Counter-Drugs).

Wenn die medikamentöse Therapie versagt, besteht die Möglichkeit einer Kombination mit erektionsfördernden Hilfsmitteln, wie z. B. einer Vakuumpumpe bzw. Penisringen. Sollte auch auf diese Weise die Induktion und die Aufrechterhaltung einer ausreichenden Erektion nicht möglich sein, ist eine Operation indiziert. Heute kommt dafür in erster Linie, nach Ausschöpfung aller konservativen Maßnahmen (s. Kap. 10, 11), die Implantation einer Schwellkörperprothese infrage. Eine Gefäßoperation im Sinne einer Revaskularisation ist nur in einem sehr stark selektionierten Krankengut sinnvoll. Die Unterbindung des venösen Abstroms ist heutzutage obsolet (s. Kap. 12).

17.6 Erkenntnisse aus diesen Ergebnissen

Die Kölner Studie erbrachte viele neue Aspekte. Leitet man die Indikation zu einer symptombezogenen Therapie von der Störung der erektilen Funktion und dem Vorhandensein eines Leidensdruckes ab, so wird die Bedeutung diagnostischer Instrumente und Algorithmen zur korrekten Identifizierung von Männern mit Sexualstörungen deutlich. Mithilfe des Kölner Erfassungsbogen der erektilen Dysfunktion (KEED) konnten diejenigen Männer identifiziert werden, die an einer Einschränkung ihrer Erektion erkrankt sind und gleichzeitig an diesem Zustand leiden. Daher konnten wir zeigen, dass zwar 19,2 % der Befragten über eine nachweisbare Erektionsstörung berichten, sich aber nur 6,8 % einer urologischen Behandlung unterzogen haben.

Pathogenetisch liegt immer eine hämodynamische Verminderung der penilen Durchblutung vor. Diese kann zum einen auf eine direkte morphologische Veränderung der Blutgefäße, zum anderen auf eine neurogen bedingte Dysregulation zurückgeführt werden. So kommt es bei dieser Art von Schädigung nicht zu einer ausreichenden Relaxierung der Blutgefäße, damit nicht zu einem suffizienten Anstieg der arteriellen Durchblutung und zu einer für den Geschlechtsverkehr ausreichenden Erektion. Unsere Daten zeigen übereinstimmend mit den oben zitierten Studien eine ähnliche Prävalenz der Erektionsstörungen bei vergleichbarem Risikoprofil. Die klassischen Erkrankungen und deren Therapie, wie arterielle Verschlusskrankheiten, Diabetes mellitus und Operationen im kleinen Becken konnten wir in unserem Kollektiv ausfindig machen. So lassen sich auch hier pathogenetische Zusammenhänge herstellen. Schwieriger ist die Frage nach dem Einfluss von Therapiemaßnahmen. So zwingt das geänderte Bewusstsein der Patienten wegen ihres Verlustes der Erektionsfähigkeit die operativ tätigen Ärzte zur Suche nach anderen Behandlungsalternativen (z. B. Adenokarzinom der Prostata; „nervesparing", radikale Prostatektomie, Radiatio, Kryotherapie, s. Kap. 14).

Ein weiterer neuer Aspekt der vorliegenden Studie war die Erkenntnis, dass scheinbar das Vorliegen von Miktionsstörungen einen eigenständigen, altersunabhängigen Risikofaktor für die Entwicklung von Sexualstörungen darstellt. Wird die Literatur gesichtet, werden verschiedene pathogenetische Ursachen dafür verantwortlich gemacht. Hierbei kommt der Symptomatik und den damit verbundenen Veränderungen der Lebensgewohnheiten (Nykturie, Dysurie etc.) unter Umständen eine zentrale Bedeutung zu [7,13,16,19]. Andere Autoren glauben, dass das Absinken der Serumkonzentration von Testosteron einen möglicherweise negativen Einfluss auf die Erektionsfähigkeit hat. Allerdings wird diese These hinfällig angesichts der Tatsache, dass eine Substitutionstherapie selten einen nachweisbar positiven Effekt hat [1,8,20].

Wie bei anderen Untersuchungen fand sich auch hier, dass Erektionsstörungen mit organisch degenerativen Erkrankungen verknüpft sind. Die Frage, inwieweit es sich hier um eine eigenständige Erkrankung oder ein Symptom handelt, bedarf einer intensiven interdisziplinären Diagnostik und Therapie.

CAVE: Die moderne Diagnostik von Erektionsstörungen muss ihrer multifaktoriellen Genese gerecht werden. Dafür sollte man das entsprechende Stufenschema nutzen.

Literatur

1. Ahn HS, Park CM, Lee SW. The clinical relevance of sex hormone levels and sexual activity in the ageing male. BJU Int 2002; 89: 526 – 530
2. Andersson KE, Wagner G. Physiology of penile erection. Physiol Rev 75 (1995) 191 – 236
3. Béjin A, De Colomby P, Spira A, Jardin A. Epidemiology of mole sexual disorders. 93rd Annual Meeting AUA (1998) Abstract 529
4. Bloch W, Klotz T, Sedlaczek P, Zumbé J, Engelmann U, Addicks K. Evidence of the involvement of endothelial nitric oxide synthetase from smooth muscle cells in the erectile function. Urol Res 26, 1998; 129 – 135
5. Boolell M, Allen MJ, Ballard SA, Muirhead GJ, Naylor AM, Osterloh IH, Gingell JC. Sildenafil: an orally active type 5 cyclic GMP-specific phosphodiesterase inhibitor for the treatment of penile erec tile dysfunction. Int J Impotence Res 8 , 1996; 47 – 52
6. Braun M, Klotz T, Reifenrath T, Wassmer G, Engelmann U. KEED – erster deutschsprachig validierter Fragebogen zur Erfassung der männlichen sexuellen Funktion. Akt Urol 29, 1998; 300 – 305
7. Burger B, Weidner W, Altwein JE. Prostate and Sexuality: An Overview. Eur Urol 1999; 35: 177 – 184
8. Derouet H, Lehmann J, Stamm B, Luhl C, Romer D, Georg T, Isenberg E, Gebhardt T, Stoeckle M. Age dependent secretion of LH and ACTH in healthy men and patients with erectile dysfunction. Eur Urol 2002; Feb; 41(2):144 – 153; discussion 153 – 154
9. Diemont WL, Vruggink PA, Doesvurg W, Meulemann E: Prevalence of sexual dysfunction in the Dutch population. 22nd Meeting of the international academy of sex research, Rotterdam 1996
10. Feldmann HA, Goldstein I, Hatzichristou DG, Krane RJ, McKinlay JB. Impotence and its medical and psychosocial correlates: results of the Massachusetts Male Aging Study J Urol 151 (1994) 54 – 61
11. Goldstein I., Lue TF, Padma-Nathan H, Rosen RC, Steers WD, Wicker PA. Oral Sildenafil in the treatment of erectile dysfunction, N Engl J Med 338 (1998) 1397 – 1404
12. Heidler H. Andrologie. Altwein JE, Rübben H. Urologie Stuttgart: Enke Verlag, 1993; 306 – 324
13. Kaiser FE, Morely JE. Gonadotropins, testosterone and the aging male. Neurobiol Aging 1994; 15: 559 – 563
14. Kinsey AC. Alter und sexuelle Triebbefriedigung. Kinsey AC (Hrsg). Kinsey Report, das sexuelle Verhalten des Mannes. S. Fischer, Heidelberg, 1964; S:200 – 236
15. Lendorf A, Junker L, Rosenkilde P. Frequency of erectile dysfunction in a Danish subpopulation. Nord Sexol 12, 1994; 118 – 124
16. Morely JE, Kaiser FE. Sexual function with advancing age. Med Clin N Am 1989; 73: 1483 – 1495
17. NIH Consensus Development Panel of Impotence JAMA 270, 1993; 83 – 90
18. Noldus J, Michl U, Graefen M, Haese A, Hammerer P, Huland H. Patient-reported sexual function after nerve-sparing radical retropubic prostatectomy. Eur Urol 2002 Aug; 42 (2):118 – 124
19. Schulman C, Lunenfeld B. The ageing male. World J Urol 2002; 20 : 4 – 10
20. Skakkeback N, Bancroft J, Davidson DW. Androgen replacement with oral testosterone undecanoate in hypogonadal men: a double-blind controlled study. Clin Endocrinol 1981; 14-49 – 55

KEED

1. Familienstand	ledig	verheiratet	geschieden	verwitwet

2. Leben Sie auf Dauer mit einem Partner zusammen?	ja	nein

3. Wie alt sind Sie?	________ Jahre

4. Rauchen Sie?	nein	ja	wie viel?
5. Trinken Sie regelmäßig Alkohol?	nein	ja	wie viel?

6. Leiden Sie an einer dieser Erkrankungen?	Diabetes mellitus (Zucker)	arterielle Durchblutungsstörungen
	Herzschwäche (Herzasthma)	Hypertonie (hoher Blutdruck)
	Bandscheibenvorfall	sonstige

7. Nehmen Sie regelmäßig Medikamente ein?	nein	ja
WENN JA, welche Medikamente und wie viel nehmen Sie täglich ein?		

8. Sind Sie schon einmal operiert worden?	nein	ja
WENN JA, welche Operation(en) wurde durchgeführt?		

9. Haben Sie das Bedürfnis nach regelmäßigen sexuellen Kontakten	ja	nein

10. ➘ WENN JA, wie häufig haben Sie sexuelle Kontakte (auch Selbstbefriedigung)?	nie	1 × pro Monat	1 × pro Woche	3 × pro Woche	öfter

11. Haben Sie Probleme mit der Erektion (Steifheit des Gliedes)?	**nie** (0%)	**selten** (in weniger als 50% der Fälle)	**gemischt** (in ca. 50% der Fälle)	**häufig** (in mehr als 50% der Fälle)	**immer** (100%)
12. Wie häufig bemerken Sie morgentliche Erektion?	**immer** (100%)	**häufig** (in mehr als 50% der Fälle)	**gemischt** (in ca. 50% der Fälle)	**selten** (in weniger als 50% der Fälle)	**nie** (0%)
13. Reicht die Erektion für das Eindringen in den Partner aus?	**immer** (100%)	**häufig** (in mehr als 50% der Fälle)	**gemischt** (in ca. 50% der Fälle)	**selten** (in weniger als 50% der Fälle)	**nie** (0%)
14. Reicht die Dauer der Erektion für einen Geschlechtsverkehr aus?	**immer** (100%)	**häufig** (in mehr als 50% der Fälle)	**gemischt** (in ca. 50% der Fälle)	**selten** (in weniger als 50% der Fälle)	**nie** (0%)
15. Erschlafft der Penis während des Geschlechtsverkehrs?	**immer** (100%)	**häufig** (in mehr als 50% der Fälle)	**gemischt** (in ca. 50% der Fälle)	**selten** (in weniger als 50% der Fälle)	**nie** (0%)
16. Ist es Ihnen möglich, einen Orgasmus zu erreichen?	**immer** (100%)	**häufig** (in mehr als 50% der Fälle)	**gemischt** (in ca. 50% der Fälle)	**selten** (in weniger als 50% der Fälle)	**nie** (0%)

17. Wie würden Sie sich fühlen, wenn sich das momentane Geschlechtsleben nicht mehr ändern würde?

ausgezeichnet	zufrieden	gemischt	unglücklich	sehr schlecht

18. Wie haben Sie sich in den letzten 4 Wochen im Allgemeinen gefühlt?

ausgezeichnet	zufrieden	gemischt	unglücklich	sehr schlecht

Auswertung:

11. Haben Sie Probleme mit der Erektion (Steifheit des Gliedes)?	1	2	3	4	5
12. Wie häufig bemerken Sie morgentliche Erektion?	1	2	3	4	5
13. Reicht die Erektion für das Eindringen in den Partner aus?	1	2	3	4	5
14. Reicht die Dauer der Erektion für einen Geschlechtsverkehr aus?	1	2	3	4	5
15. Erschlafft der Penis während des Geschlechtsverkehrs?	5	4	3	2	1
16. Ist es Ihnen möglich, einen Orgasmus zu erreichen?	1	2	3	4	5

17. Wie würden Sie sich fühlen, wenn sich das momentane Geschlechtsleben nicht mehr ändern würde?				
1	2	3	4	5

Fragen 14/15 (Kontrollfragen)

Beide Frageninhalte sind nahezu identisch, allerdings ist das Antwortschema umgedreht!

Fragen 11 – 16

Summenscore ≤ 17: Keine Einschränkung der erektilen Funktion
Score > 17: Die erektile Funktion ist eingeschränkt

Frage 17

Score ≤ 2: Patient ist mit dem Sexualleben zufrieden
Score > 2: Der Patient ist mit dem Sexualleben unzufrieden

IPSS

Name: **Vorname:** **Datum:**

Die Fragen beziehen sich auf den vergangenen Monat	niemals	seltener als in einem von fünf Fällen (< 20%)	seltener als in der Hälfte aller Fälle (< 50%)	ungefähr in der Hälfte aller Fälle (50%)	in mehr als der Hälfte aller Fälle (> 50%)	fast immer
1. Wie oft hatten Sie das Gefühl, dass Ihre Blase nicht ganz entleert war?	0	1	2	3	4	5
2. Wie oft mussten Sie in weniger als 2 Stunden ein zweites Mal Wasser lassen?	0	1	2	3	4	5
3. Wie oft mussten Sie beim Wasserlassen mehrmals aufhören und wieder neu beginnen?	0	1	2	3	4	5
4. Wie oft hatten Sie Schwierigkeiten, das Wasserlassen hinauszuzögern?	0	1	2	3	4	5
5. Wie oft hatten Sie einen schwachen Strahl beim Wasserlassen?	0	1	2	3	4	5
6. Wie oft mussten Sie pressen oder sich anstrengen, um mit dem Wasserlassen zu beginnen?	0	1	2	3	4	5
7. Wie oft sind Sie im Durchschnitt nachts aufgestanden, um Wasser zu lassen?	nie 0	einmal 1	zweimal 2	dreimal 3	viermal 4	fünf/mehr 5
GESAMT-IPS-Score						

Wie würden Sie sich fühlen, wenn sich Ihre jetzigen Symptome beim Wasserlassen künftig nicht mehr ändern würden?	ausgezeichnet 0	zufrieden 1	überwiegend zufrieden 2	gemischt teils/teils 3	überwiegend unzufrieden 4	unglücklich 5	sehr schlecht 6
LEBENSQUALITÄTSINDEX							

Erektile Dysfunktion Risiko Score (EROS)

Schritt 1

Alter	Punkte
in Jahren	dito

Schritt 2

Operation im kleinen Becken	Punkte
ja	21
nein	0

Schritt 3

Diabetes mellitus	Punkte
ja	16
nein	0

Schritt 4

Arterielle Verschlusskrankheit	Punkte
ja	8
nein	0

Schritt 5

Herzerkrankung	Punkte
ja	7
nein	0

Schritt 6

Raucher	Punkte
ja	5
nein	0

Schritt 7

Bluthochdruck	Punkte
ja	4
nein	0

Schritt 8

Summiere die Punkte aus den Schritten 1 – 7.
Bestimme die individuelle ED-Wahrscheinlichkeit aus der Tabelle.

Tabelle

Punktsumme	ED-Wahrscheinlichkeit [%]
bis 50	**≤ 7**
51 – 52	8
53	9
54	10
55	11
56 – 57	12
58	13
59	14
60	**15**
61	17
62	18
63	19
64	20
65	22
66	23
67	25
68	27
69	28
70	**30**
71	32
72	34
73	36
74	38
75	40
76	42
77	44
78	46
79	48
80	**50**
81	52
82	54
83	56
84	58
85	60
86	62
87	64
88	66
89	68
90	**70**
91	72
92	73
93	75
94	77
95	78
96	80
97	81
98	82
99	83
ab 100	**≥ 85**

18 Sachverzeichnis